Remole Editions

HILDEGARD VON BINGEN

ihre Ratschläge, Heilmittel und Geheimnisse zur Heilung durch Nahrung, Pflanzen und Steine

Remole Editions

ISBN-Nr.: 9798321940112
Impressum auf Anfrage
April 2024

INHALT

ÜBER DIESES BUCH

Dieses Buch ist eine Gemeinschaftsarbeit des Redaktionsteams des Remole Verlags.

Um einen umfassenden Leitfaden über die Werke und Heilmittel der Heiligen Hildegard von Bingen zu erstellen, haben unsere Autoren mehrere Monate lang die verschiedenen Schriften und Werke von Hildegard selbst oder von Spezialisten und Ernährungswissenschaftlern gelesen, kennengelernt und dokumentiert.

Unser Team arbeitete dann an der Zusammenstellung dieses Buches.

Ziel war es, Ihnen einen praktischen Leitfaden anzubieten, damit Sie schon heute von den besten Praktiken und Vorschlägen von Hildegard von Bingen für Ihre Ernährung und Ihre Gesundheit profitieren können.

Über den Herausgeber

Remole Editions ist ein Verlag, der sich der alternativen Medizin und den Lebensenergien widmet. Die veröffentlichten Bücher decken einige große Bereiche der alternativen Therapien ab: Sophrologie, Reiki, Traditionelle Chinesische Medizin, Yoga ...

WARNUNG

Dieses Buch ist ein Buch mit allgemeinen Informationen über Hildegard von Bingen. Es kann nicht als Ersatz für eine Diagnose oder eine medizinische Beratung angesehen werden. Die in diesem Buch enthaltenen Informationen entbinden nicht von der Konsultation eines Hausarztes oder Tierarztes.

Die in diesem Buch vorgestellten Übungen können unter bestimmten Bedingungen und in besonderen Fällen kontraindiziert sein. Es ist immer ratsam, einen Arzt zu konsultieren.

Wenden Sie sich immer an einen Arzt oder Tierarzt.

Der Autor und der Verlag lehnen jede Haftung ab, die direkt oder indirekt aus der Nutzung dieses Buches entsteht. Sie können unter keinen Umständen für eine von einem Leser geäußerte medizinische Notwendigkeit oder für eine von einem Leser dieses Buches getroffene Wahl verantwortlich gemacht werden. Die Situation jedes Einzelnen ist einzigartig, konsultieren Sie immer einen Arzt.

Einführung

Wenn wir von Gesundheit sprechen, meinen wir nicht nur die körperliche, sondern auch die emotionale und geistige Gesundheit. Dies ist die Definition, die die WHO seit 1946 über gute Gesundheit erklärt hat: *"Ein Zustand des vollständigen körperlichen, geistigen und sozialen Wohlbefindens"*, der *"nicht nur aus dem Fehlen von Krankheit oder Gebrechen besteht"*.

Diese Definition von Gesundheit wurde bereits vor mehr als acht Jahrhunderten von Hildegard von Bingen erwähnt, der Pionierin der modernen westlichen Medizin und Erfinderin der natürlichen Gesundheit, die im XII^{en} Jahrhundert in Deutschland alle Wissensbereiche ihrer Zeit erfasste.

Hildegard hatte bereits festgestellt, dass hinter jedem Gesundheitsproblem unser Körper, unsere Seele und unser Geist ein untrennbares Trio bilden: Der Körper zieht die Seele an und öffnet ihr die Sinne, die Seele belebt den Körper und haucht den Sinnen Leben ein, und der Geist berührt die Seele und ist mit dem Körper verbunden. Daher kann jedes Ungleichgewicht in diesem Gefüge unmittelbare Auswirkungen auf die Gesundheit haben.

Hildegard von Bingen war Äbtissin, Wissenschaftlerin, Astrologin, Erzieherin, Naturheilkundlerin und Musikerin. Ein Interesse an ihrem Leben, ihren Werken und Gedanken bedeutet daher, sich mit Wissenschaft, Kunst, Medizin und Spiritualität zu beschäftigen. Dieses Buch beschreibt dreißig Jahre an Visionen und Forschungen.

In diesem Ratgeber lernen Sie die wichtigsten Prinzipien der Gesundheit nach Hildegard von Bingen kennen. Sie werden feststellen, dass Hildegard im XII^{en} Jahrhundert alles bedacht und alles genutzt hat. Heute hat die Medizin bewiesen, dass ihre Gesundheitsprinzipien perfekt auf unsere heutige Gesellschaft und unseren Lebensstil anwendbar sind.

Lernen Sie Hildegard von Bingen kennen, erweitern Sie Ihr Wissen über natürliche Gesundheit, verblüffen Sie Ihre Mitmenschen und reisen Sie auf faszinierende Weise durch die Zeit!

TEIL 1 :

DIE HEILIGE HILDEGARD ENTDECKEN

1) Porträt der Heiligen Hildegard von Bingen

Hildegard, eine außergewöhnliche Frau, die mit 38 Jahren Äbtissin wurde, ist als Musikerin, Klostergründerin und vor allem als Autorin von wissenschaftlichen, künstlerischen und literarischen Werken bekannt. Ihre medizinischen und wissenschaftlichen Arbeiten und Schriften sind von großem Interesse, so dass sie eine Referenz in den verschiedenen Disziplinen der heutigen alternativen Medizin darstellt.

Die Werke von Hildegard von Bingen haben viele Wissenschaftler inspiriert, die sie als Visionärin ihrer Zeit betrachten. Hildegards Visionen revolutionierten das Europa des Mittelalters. Ihre Fußabdrücke erschienen später in den Reflexionen und Werken vieler Gelehrter und Wissenschaftler.

a) Die Geburt und Kindheit einer Visionärin

Hildegard von Bingen wurde als zehntes und letztes Kind ihrer Familie um 1098 in Bermersheim im Rheinland, in der Diözese Mainz in Deutschland, geboren. Ihr Vater, der die Ländereien des Klosters Speyer verwaltete, gehörte dem niederen Adel an, einer Adelsfamilie aus Bermersheim.

Im Alter von acht Jahren verließ Hildegard ihre Familie und trat in das Kloster des Benediktinerklosters Disibodenberg ein, wo sie von der Mutter Oberin des Klosters, Jutta von Sponheim, eine solide Ausbildung in Lesen, heiligen Texten, Musik und Botanik erhielt.

b) Ihre göttlichen Visionen

Hildegards Visionen treten schon früh auf. Im Alter von drei Jahren empfängt sie ihre erste Vision in Form eines großen Lichts. Das kleine Mädchen begann, über Dinge zu sprechen, die ihre Umgebung nicht wahrnahm. Durch ihre Visionen verängstigt, bekam Hildegard gesundheitliche Probleme und litt oft unter starken Kopfschmerzen. Unter anderem wegen der Visionen ihrer Tochter beschlossen ihre Eltern, sie schon früh, mit acht Jahren, dem Kloster Disibodenberg anzuvertrauen.

Die Visionen folgten aufeinander, aber Hildegard blieb diskret, sie teilte diese göttlichen Momente nicht ihrer Umgebung im Kloster mit, außer ihrem Beichtvater und ersten Vertrauten, dem Mönch Volmar. Aufgrund ihres inneren Widerstands, die in den Visionen erhaltenen Befehle zu befolgen und zu akzeptieren, begann ihr Körper zu zittern, ihr Kopf wurde von starken Schmerzen belastet und sie war oft bettlägerig.

Auf ihre schwache Gesundheit folgte nun eine große innere Stärke und spirituelle Energie. Es war die Inbrunst ihres Geistes, die es ihr ermöglichte, der Erschöpfung und Müdigkeit in diesen Momenten des Lichts zu widerstehen und sie zu ertragen. In der Tat war die außergewöhnliche Abfolge ihrer Visionen ein Zeuge und ein Zeichen für Hildegard in Bezug auf ihre zukünftige und edle Mission.

Im Alter von 43 Jahren erhielt Hildegard eine Vision, die ihr befahl, alles aufzuschreiben, was ihr übermittelt wurde. Sie begann, das, was sie sah und hörte, dem Mönch Volmar und später der Novizin Richardis zu diktieren. Ihre Schriften wurden von St. Bernhard von Clairvaux und später von Papst Eugen III. unterstützt, der anlässlich der Synode in Trier einige Auszüge aus ihrem ersten Buch *Scivias* öffentlich las und sie in einem Brief ermutigte, weiterzuschreiben und alles, was Gott ihr eingab, bekannt zu machen.

c) Ihre Mission: ihre Visionen zu verbreiten

Ab 1148 beschloss die Heilige Hildegard, ihr Leben der Weitergabe ihrer Erleuchtungen zu widmen. Sie schrieb fünf Bücher über Medizin, Physik, das Universum und ein Musical. Sie hat nur eine einzige Mission, nämlich den Willen Gottes zu erfüllen und seine göttlichen Befehle weiterzugeben.

In ihren Schriften berichtet sie von ihren Visionen und verleiht ihnen eine spirituelle Bedeutung und einen kühnen Stil. Dennoch betont Hildegard in ihren Werken, dass sie dazu neigt, das, was sie sieht und hört, weiterzugeben und alles zu wiederholen, was ihr übermittelt wird, ohne zu versuchen, etwas Neues zu erfinden.

Hildegard spricht in ihren Schriften verschiedene Erkenntnisse an, die schließlich in der Würde des Menschen als Körper, Seele und Geist zusammenlaufen. Sie stellt die Prinzipien der Harmonie in verschiedenen Maßstäben dar, auf der Ebene des Universums und auf der Ebene des Menschen. Sie legt großen Wert auf alles, was mit der Natur und dem menschlichen Körper zu tun hat.

Obwohl sie keine Ausbildung absolviert hatte, begann Hildegard mit dem Schreiben eines Buches, das auf Medizin und Naturwissenschaften basierte. Um eine gute Gesundheit zu erlangen, schlägt sie eine gesunde Lebensweise vor, die auf Ernährung, Fasten, Heilpflanzen und Edelsteinen basiert, um die Integrität des Menschen zu fördern, sowie therapeutische Rezepte zur Behandlung bestimmter Krankheiten. Nach Hildegard beeinflussen verschiedene Tugenden den Körper, indem sie das Leben beleben, die Seele erheben, den Geist entspannen und den Körper heilen.

d) Ihre unsterblichen Werke

Hildegard begann erst auf Anweisung einer Vision im Alter von 43 Jahren mit dem Schreiben. Die nächsten 38 Jahre schrieb sie mit Hilfe des Mönchs Volmar aus dem nahegelegenen Kloster Disibodenberg.

- *Scivias* (Kenne die Wege): geschrieben zwischen 1141 und 1151, das erste Werk ihrer Visionen, das nur das erzählt, was sie gerade von den Feinheiten der göttlichen Geschöpfe gesehen und gehört hat, eine Art Botschaft Gottes für die Menschheit.

- *Liber vitae meritorum* (Das Buch von den Verdiensten des Lebens): geschrieben zwischen 1158 und 1163, das zweite Werk ihrer Visionen, eine Art psychotherapeutische Abhandlung.

- *Liber divinorum operum (*Buch der göttlichen Werke): geschrieben zwischen 1163 und 1174, das dritte Werk ihrer Visionen.

- *Liber subtilitatum diversatum naturarum creaturarum, Teil I "Physica"* (Physik [neun Bücher] über Pflanzen, Elemente, Bäume, Säugetiere, Vögel, Reptilien, Fische, Steine und den Ursprung der Metalle): geschrieben zwischen 1151 und 1158, in dem sie Tiere, Pflanzen und Mineralien auflistet und ihre Heilkräfte angibt (ca. zweitausend Behandlungen).

- *Liber subtilitatum diversatum naturarum creaturarum, Teil I "Causae et curae"* (Medizinische Sammlung über die Krankheiten des Menschen, sowie Ernährung, Verdauung und Emotionen; mit Anweisungen für eine hygienische Lebensweise): geschrieben zwischen 1151 und 1158, ein Werk zur

Behandlung von physischen und psychischen Beschwerden, eine Zusammenfassung von fünfzig Krankheiten und ihren Heilmitteln.

Hildegard ist auch als Komponistin bekannt. Ihr musikalisches Werk *Symphonia harmoniae caelestium revelationum* (Symphonie der Harmonien der himmlischen Offenbarungen), das siebenundsiebzig Symphonien umfasst, die auf ihre eigenen religiösen Gedichte geschrieben und für den Gesang während der Klosterzeremonien, einschließlich des *ordo virtutum*, bestimmt waren, ist als die erste geistliche Aufführung des Mittelalters bekannt.

St. Hildegard verfasste sogar ein liturgisches Drama mit dem Titel *Ordo virtutum*, wahrscheinlich um 1151, das aus zweiundachtzig Melodien besteht und die Konflikte der Seele zwischen dem Teufel und den Tugenden darstellt.

e) Das Ende einer großen Mystikerin

Diese große Frau mit einem außergewöhnlichen Schicksal starb im Alter von 81 Jahren am 17. September 1179 in ihrem Kloster auf dem Rupertsberg, nachdem sie es ihren Schwestern mitgeteilt hatte.

Sie war jahrhundertelang in Vergessenheit geraten und wurde Ende der 80er Jahre wiederentdeckt. Sie wurde zur Repräsentantin einer ganzen hermetischen Literatur, zur Figur der alternativen Medizin und zum Bild einer ganzheitlichen und weiblichen Weltanschauung.

Hildegard wurde 1244 von Papst Innozenz IV. seliggesprochen, von Papst Benedikt XVI. heiliggesprochen und am 7. Oktober 2012 zum Doktor der Kirche erklärt.

2) Die sieben wesentlichen Prinzipien der Hildegard-Medizin

Die Heilige Hildegard hat Prinzipien und Empfehlungen für ein gesundes Leben und die Erhaltung der Gesundheit aufgestellt. Ihre Ratschläge und Rezepte wirken sich auf Körper, Geist und Seele aus. Hildegard zu folgen bedeutet, einen gesunden, hygienischen Lebensstil anzunehmen und Entscheidungen zu treffen, die auf allen Ebenen - körperlich, geistig und spirituell - wirksam sind. Viele Empfehlungen der modernen Medizin für Gesundheit und Wohlbefinden basieren insbesondere auf Hildegards Prinzipien.

Hildegards Medizin, die auf diesen Prinzipien basiert, bedeutet, dass jeder Mensch seine eigene Harmonie finden muss, um eine gute körperliche und emotionale Gesundheit zu erhalten. Ausgehend von der Grundregel "Vorbeugen ist besser als heilen", besteht ihre Medizin nicht nur aus der Behandlung von Krankheiten, sondern auch aus der Vorbeugung. Um sich vor möglichen Krankheiten zu schützen, ist ein gesunder Lebensstil auf physischer und psychologischer Ebene von entscheidender Bedeutung.

In ihren Werken basieren Hildegards Prinzipien vor allem auf der Harmonie des Menschen mit seiner Umgebung und dem Universum sowie auf dem Gleichgewicht zwischen den drei Aspekten des Menschen: Körper, Seele und Geist. Um eine optimale Gesundheit zu gewährleisten, ist es notwendig, dieses Gleichgewicht und diese Harmonie anzustreben. Hildegards Ansatz kann in sieben Prinzipien zusammengefasst werden:

a) Sicherstellung eines körperlichen, emotionalen und geistigen Gleichgewichts

Hildegard behauptet, dass Körper, Geist, Seele und Umwelt die vier Säulen der Gesundheit sind und dass sie in enger Beziehung zueinander stehen. Ihre Medizin vermittelt eine ganzheitliche und realitätsnahe Sicht des gesamten Menschen, indem sie alle Aspekte des Individuums berücksichtigt, sowohl den körperlichen als auch den spirituellen und emotionalen.

Daher beeinflusst jede emotionale oder spirituelle Störung die Organe des Körpers und führt zu einem Ungleichgewicht. Die Heilige Hildegard zeigt, dass Gedanken auf das Gehirn wirken und sich durch die "Schornsteine des Gehirns" (Augen, Ohren und Mund) ausdrücken. Wenn zum Beispiel Liebe in den Gedanken vorhanden ist, strahlen die Blicke und Worte der Person Freude aus. Wenn jedoch Melancholie vorherrscht, werden die Augen mit

Tränen gefüllt und der Akzent wird von Traurigkeit durchdrungen.

Sie besagt, dass der Mensch zum Heil seiner Seele durch die fünf äußeren Sinne geführt wird: Tastsinn, Gehör, Sehsinn, Geschmackssinn und Geruchssinn. Diese Sinne stellen sicher, dass der Mensch alle seine Bedürfnisse befriedigen kann. Die Sinne enthalten alle Kräfte der Seele, so dass alles, was durch die Sinne in die Person eindringt, die Seele informiert und verwandelt. Hildegard fügt den fünf äußeren Sinnen vier innere Sinne hinzu: Einbildungskraft, Gedächtnis, Instinkt, Gemeinsinn. Sie sind dazu da, die "sinnliche Erkenntnis" des Individuums auszudrücken.

In ihrem Werk *Scivias* erklärt Hildegard, dass der Körper die Hülle der Seele ist. Sie fügt hinzu, dass die inneren Organe des Körpers die Seele mit Energie versorgen. Umgekehrt versorgt die Seele den Menschen mit der Lebensenergie des Körpers. Die Größe einer Person wird jedoch von den Energien der Seele bestimmt, die die Macht der Energien des Körpers dominieren. Die Seele verfügt über zwei wesentliche Kräfte: Intelligenz und Wille. Sie organisiert durch die Bewegung der Vernunft die gesamte menschliche Aktivität. Sie kann im Körper alles unterscheiden, was er braucht und was er über die Sinne verlangt.

Um die Emotionen zu harmonisieren und Gefühle von Angst, Furcht, Schuld und Ärger in Emotionen der Freude, Dankbarkeit, Hoffnung, Gelassenheit und Liebe umzuwandeln, empfahl Hildegard natürliche

Rezepte, darunter Dinkelrezepte, Glückskekse oder Fencheltee.

Hildegard stellte sieben Tugenden heraus, die den Menschen bei der Herstellung körperlicher, geistiger und emotionaler Harmonie begleiten: Hoffnung, Glaube, Liebe, Stärke, Mäßigung, Klugheit und Gerechtigkeit. Die Sünden (Zorn, Lüge, Stolz, Verzweiflung, Ungerechtigkeit, Faulheit und Traurigkeit) stören diese Harmonie und können die Ursache für Krankheiten der Seele sein. Das Zusammentreffen mehrerer Krankheiten im Kopf eines Menschen kann zu seinem Wahnsinn führen.

b) Aufrechterhaltung einer hygienischen, qualitativen und quantitativen Ernährung

Die Heilige Hildegard erkannte bereits im XII^{en} Jahrhundert, dass die meisten Krankheiten die Folge einer schlechten Ernährung sind. Heutzutage zeigen Studien, dass 80% der heutigen Krankheiten, einschließlich Diabetes, Herz-Kreislauf-Erkrankungen, Krebs, immunologische Erkrankungen usw., die Folge schlechter Ernährungsgewohnheiten sind.

Nach Hildegard ist die Ernährung der Schlüssel zu einer guten Gesundheit. Die Auswahl der Nahrungsmittel sollte nicht auf ihrem Gehalt an Spurenelementen und Vitaminen oder Kalorien basieren, sondern vielmehr auf ihren positiven Eigenschaften und der Art und Weise, wie sie zubereitet und verdaut werden.

Anhand dieser Kriterien erstellte sie eine Klassifizierung von Nahrungsmitteln, die gut oder schlecht für die menschliche Gesundheit sind. Hildegard wies darauf hin, dass die Ernährung auf zwei Ebenen für eine gute Gesundheit förderlich sein kann, auf der vorbeugenden und auf der heilenden Ebene.

In ihrer Schrift *Causae et curae* enthüllt die Visionärin, dass die Nahrung zuerst über den Geruch und den Geschmack ins Gehirn gelangt. Danach gelangen sie in den Magen, erwärmen das Herz, die Leber und die Lunge. Ihre subtilen Säfte fließen in die kleinen Venen der Körperorgane, die dann erwärmt und genährt werden. Hildegard zeigt auch, wie wichtig es ist, zum Essen zu trinken, und zwar angemessene Mengen an Getränken, nicht mehr und nicht weniger.

Hildegard spricht in demselben Buch über den Einfluss der Nahrung auf die Stimmung des Menschen. Die Visionärin teilte die Nahrungsmittel sogar in zwei Kategorien ein: einige verursachen Freude (Dinkel, Hafer, Fenchel, Kastanien...), andere bringen Traurigkeit (Lauch, Erdbeeren, Pfirsiche, Pflaumen...).

Sie vergaß nicht, die erste Mahlzeit des Tages zu erwähnen. Nach Hildegard sollte das Frühstück aus warmen Speisen bestehen, um den Magen zu erwärmen. Außerdem rät sie, Gemüse und Obst zu Beginn des Tages zu meiden, da sie die Stimmung umkippen.

c) Für die körperliche Gesundheit sorgen

Nach Hildegard ist Gesundheit die Folge davon, dass der Mensch die großen Naturgesetze befolgt. Krankheit ist daher das Ergebnis der Verletzung dieser Gesetze. In ihren Schriften misst sie der Vorbeugung mehr Bedeutung bei als der Behandlung.

Während die heutige Präventionsmedizin die Ursache auf die Ebene des Individuums zurückführt (Herz-Kreislauf-Erkrankungen, weil man fettleibig ist), betont Hildegards Präventionsprinzip die Rolle der Gesellschaft und der Umwelt (sitzende Arbeitsbedingungen, verarbeitete und industrialisierte Lebensmittel, Konsumkultur, Globalisierung, Einfluss von Werbung und Marketing...) oder die Rolle der übernatürlichen Welt (Sünden).

Hildegards Medizin ist auch heilend. In ihrem Werk *Causae et curae* stellt sie für viele Krankheiten eine Diagnose und eine Prognose auf. Zeichen wie Rötung oder Blässe der Haut, Abmagerung oder Fettleibigkeit ermöglichen die Beurteilung von Stimmungsstörungen, die die Quelle von Krankheiten darstellen.

In diesem Zusammenhang nennt Hildegard vier Stimmungen: Blut, Lymphe, gelbe Galle und schwarze Galle, die eng mit den vier Elementen verbunden sind, die wiederum mit vier Qualitäten verbunden sind, nämlich Feuer (heiß und trocken), Luft (heiß und feucht), Erde (kalt und trocken) und Wasser (kalt und feucht). Die Dominanz einer

Stimmung über eine andere führt zu einem Charakter, der sanguinisch, phlegmatisch, gallig oder melancholisch ist. Die Krankheit entsteht aufgrund des Ungleichgewichts der Stimmungen. Hildegards Heilmittel zielen daher darauf ab, die Harmonie wiederherzustellen.

Hildegard widmete der Gesundheit des Darms (der von Ärzten heute als 2^{es} menschliches Gehirn angesehen wird) viel Aufmerksamkeit. Sie rät, den Darm durch eine Kur mit Birnen- und Fenchel-Präparat zu reinigen. Diese Darmreinigung hat den Vorteil, dass sie den Körper entgiftet und die Darmflora wiederherstellt. Sie ist nicht nur vorteilhaft bei Darmproblemen, sondern stärkt auch die Immunität des Körpers.

Verschiedene Techniken, die heute in der traditionellen Medizin verwendet werden, wie z.B. Aderlass durch Schröpfen, Moxibustion und Lithotherapie, werden in Hildegards Werken als Mittel gegen bestimmte Krankheiten erwähnt.

Sie rät zu häufigem Aderlass (Blutentzug, heute Phlebotomie genannt) mit Hilfe von Schröpfgläsern. Nach Hildegard ist dies geeignet, um schädliche Stimmungen und Schleim zu reduzieren. Die Vorteile dieser alten medizinischen Technik sind auch heute noch nachgewiesen. Sie zielt darauf ab, die übermäßige Aufnahme von Eisen im Darm zu korrigieren und sorgt dafür, dass die Eisenwerte auf optimale Werte ausgeglichen werden.

Hildegard empfahl die Moxibustion (Anwendung von Wärme auf bestimmte Hautpartien), um den Körper von Giftstoffen zu befreien und die Körperenergie zu stimulieren. Studien haben gezeigt, dass Moxibustion zur Vorbeugung oder Behandlung verschiedener Beschwerden wie Muskel- und Gelenkschmerzen, Verdauungsprobleme wie Durchfall, schmerzhafte Menstruation, Impotenz bei Männern usw. hilfreich ist.

Darüber hinaus zeigte Hildegard großes Interesse an der Verwendung von Edelsteinen und Kristallen als Heilmittel für bestimmte Beschwerden (Lithotherapie). Die Visionärin assoziiert diese Steine, die aus Silizium bestehen, mit göttlichen Heilmitteln, die Teil der Schöpfung und Träger von Tugenden und Kräften sind. Sie erwähnte, dass es eine große Affinität zwischen Kristallen und dem menschlichen Organismus gibt.

Einige von ihnen sind sehr wohltuend und helfen u.a. bei Angstzuständen, Nerven-, Muskel- und Gelenkschmerzen. Das Tragen dieser Steine als Schmuck oder das Trinken eines Elixiers, das mit diesen Kristallen hergestellt wurde, harmonisiert den Körper, reinigt seine Energie von negativen Emotionen und stimuliert seine Energie im Falle einer spirituellen Schwäche. Beispiele sind:

- Diamant zur Zügelung des Appetits

- Jaspis zur Förderung der Durchblutung und Regulierung des Herzrhythmus

- Smaragd für das Gleichgewicht des Körpers und zur Vorbeugung von Krankheiten

- Amethyst für einen strahlenden Hautton

d) Wiederherstellung des Säure-Basen-Gleichgewichts im Körper

Auch wenn Hildegard die Lehre der Säuren und Basen nicht explizit ausspricht, ist das Prinzip des Säure-Basen-Gleichgewichts im Körper eine der Voraussetzungen für die Aufrechterhaltung einer perfekten Gesundheit. Wissenschaftler haben nachgewiesen, dass dieses Gleichgewicht hauptsächlich mit der Qualität der Ernährung und dem Lebensstil zusammenhängt. Ein übermäßiger Verzehr von säurebildenden Lebensmitteln wie Fleisch, Fisch, Getreide und raffinierten Produkten, aber auch Bewegungsmangel und Stress können zu einem Ungleichgewicht des Säure-Basen-Haushalts führen.

Dieses Ungleichgewicht setzt den Körper unter Stress und führt dazu, dass er in Form von Entzündungen reagiert. Dies kann zu zahlreichen pathologischen Störungen führen, wie Muskel- und Gelenkschmerzen, Verdauungsstörungen, Nervenstörungen, Müdigkeit, Schlaflosigkeit, trockene Haut, brüchige Nägel und Haare etc.

Hildegard verbindet das Säure-Basen-Gleichgewicht des Körpers mit positiven Emotionen wie Freude und Liebe. Ein übermäßiger Säuregehalt des Körpers wird dagegen mit negativen Emotionen wie Melancholie und Angst in Verbindung gebracht. Sie behauptet, dass der übermäßige Verzehr von (manchen) Lebensmitteln den Körper verschmutzt und zu Melancholie führt. Dieser Zustand stört die Harmonie und bedroht das Gleichgewicht der Stimmungen.

Um das Gleichgewicht wiederherzustellen, empfiehlt Hildegard den Verzehr alkalischer Nahrungsmittel, die sie "Nahrungsmittel der Freude" nennt, wie Dinkel, Vollkorngetreide, die meisten Gemüsesorten, vor allem Fenchel, einige Obstsorten, primär Kastanien, Quitten, Mandeln etc.

e) Heilfasten nach Hildegard durchführen

Die heilige Hildegard schlägt vor, ein besonderes und originelles Fastenmodell zu praktizieren, nicht nur um Gewicht zu verlieren, sondern auch um eine gesunde Lebensweise zu erreichen. Hildegards Heilfasten basiert auf einer ein- oder mehrtägigen Ernährung mit Dinkel und gekochtem Gemüse.

Die Heilige sagt, dass eine übermäßige Nahrungsaufnahme zu Krankheiten führt und den Körper müde, erschöpft und energielos macht. Daher wird der Körper durch die Hildegard-Diät von allem befreit, was ihn belastet, was er nicht braucht und was ihn krank macht. Diese Diät kann als eine Verjüngung des Organismus und eine Stärkung der Seele angesehen werden.

In ihren Schriften nennt Hildegard mehrere Vorteile, die sich aus der Durchführung dieser Art von Diät ergeben. Neben dem Verlust von 5-10% des Körpergewichts hat dieses vegane Dinkelfasten viele weitere Vorteile, darunter :

- Reinigung des Körpers von Giftstoffen, die sich zuvor durch übermäßiges Essen angesammelt haben.

- Ruhe des Verdauungstraktes, da die Hildegard-Diät für den Körper leicht verdaulich ist.

- Reinigung des Darms und Erleichterung der Darmpassage.

- Optimaler Blutdruck und idealer Cholesterinspiegel im Blut.

- Gewinn an Energie, die der Körper für die Verdauung von Nahrungsmitteln benötigt.

- Vorbeugung und Schutz gegen mehrere Krankheiten.

- Erhöht die Vitalität des Körpers und stimuliert alle seine Sinne.

- Reinigung der Seele und Erleichterung des Geistes. Daher konzentriert sich die Seele auf das Wesentliche, um das Innere mit Tugenden zu nähren und sich so für ihren Willen, den Willen Gottes und die Liebe verfügbar zu machen.

f) Leben in Harmonie mit dem Universum und der Natur

In ihren Werken weist Hildegard darauf hin, dass alles, was im Universum existiert, eine Einheit ist. Weil der Mensch die Vollendung von Gottes Schöpfung ist, verkörpert er durch seine Komponenten Körper, Seele und Geist die Ordnung der ganzen Welt.

Hildegard bestätigt die von Hippokrates adaptierte antike Sichtweise, nach der das Gleichgewicht des menschlichen Körpers durch die vier Elemente Luft, Wasser, Erde und Feuer definiert wird. Die vier Elemente sind so eng miteinander verbunden, dass sie nicht voneinander getrennt werden können und daher die Organisation des Körpers und der Seele gewährleisten. Wenn das Individuum die richtigen Handlungen ausführt, gehen auch die Elemente den richtigen Weg. Ist dies nicht der Fall, wird er von den Elementen regiert.

Dieses Prinzip führt zu der Schlussfolgerung, dass die menschliche Gesundheit das Ergebnis der Harmonie der vier Elemente ist und Krankheit die Folge einer Unordnung zwischen ihnen ist. In ihrem Werk *Causae et curae* klassifizierte Hildegard vier Stimmungen und vier Charaktere entsprechend der Natur der vier natürlichen Elemente innerhalb des Individuums. Es ist das Verhältnis einer Stimmung zu einer anderen, das über bestimmte Arten von Krankheiten entscheidet. Gute Gesundheit hängt vom Gleichgewicht und der Harmonie der Stimmungen ab.

In diesem Zusammenhang sagte Hildegard auch die jüngsten wissenschaftlichen Entdeckungen voraus. Sie ist der Ansicht, dass die äußeren Umweltreize, denen der menschliche Körper ausgesetzt ist, die Hormonausschüttungen stimulieren, was zu einem Ungleichgewicht führt. Diese Störung der Harmonie kann zu Veränderungen in den Mechanismen des Wachstums, der Fortpflanzung oder sogar in psychischer Hinsicht führen.

Andererseits beeinflusst die Natur nach Hildegard den emotionalen Aspekt des Menschen. Zum Beispiel beeinflussen die Winde, der Vollmond oder die Jahreszeiten die Stimmungen der Menschen. In der Tat sind es die Winde, die die Energie des Menschen konservieren. So steht jedes menschliche Organ in Wechselwirkung mit einer Form des Universums. In Abhängigkeit von dieser Interaktion ordnet oder stört es das Universum. Folglich gelingt es dem Menschen, das Universum zu regieren, indem er seine Seele beherrscht. Hildegard zufolge erfordert dies, dass man in seinem Leben Tugenden praktiziert.

g) Respektieren des biologischen Rhythmus

In ihren Werken weist Hildegard darauf hin, dass unsere Gesundheit und unser Wohlbefinden von unseren biologischen Rhythmen abhängen. Sie betont, wie wichtig es ist, auf unsere Biorhythmen zu hören. Wir müssen unseren Biorhythmus verstehen, um Wege zu finden, ihn besser zu respektieren.

Die Forschung hat gezeigt, dass die Nichtbeachtung des biologischen Rhythmus die Wirksamkeit des Immunsystems verringern, chronische Müdigkeit verursachen und sogar gesundheitliche Komplikationen wie Fettleibigkeit, Herz-Kreislauf-Erkrankungen und Nervenstörungen hervorrufen kann.

Aus diesem Grund ist es wichtig, einen perfekten Wechsel zwischen Wachen und Schlafen einzuhalten. Sieben bis acht Stunden Schlaf pro Nacht sind notwendig, damit sich der Körper regenerieren kann und man nicht müde wird. Es ist auch wichtig, die Phasen der Aktivität und der Ruhe auszugleichen, eine tägliche Routine einzuführen und ein erfülltes Sexualleben zu etablieren, während man seine Emotionen kontrolliert.

Sie empfiehlt, sich täglich Zeit für Meditation zu nehmen. Diese Praxis ermöglicht es, sich zu entspannen, den Sinn unserer Handlungen und die Natur der Welt um uns herum besser zu verstehen, unsere Emotionen anzunehmen und zu akzeptieren, um sie besser kontrollieren zu können und die Schwierigkeiten des Alltags besser zu bewältigen. Hildegard verfasste schöne Texte und Gesänge, eine wahre Meditation über den Menschen im Kosmos, die den Geist beruhigen und das Bewusstsein schärfen kann.

TEIL 2 :

HILDEGARDS REZEPTE FÜR EINE GUTE KÖRPERGESUNDHEIT

1) Eine gesunde Ernährung nach Hildegard, der Schlüssel zu vollkommener Gesundheit

Ausgehend vom Prinzip des Hippokrates legt die Heilige Hildegard großen Wert auf die Rolle der Ernährung bei der Vorbeugung von Krankheiten. In diesem Zusammenhang umfassen Hildegards Empfehlungen alles, was mit der Ernährung zu tun hat. Sie leitet uns von der qualitativen Auswahl über die quantitative Zufuhr bis hin zur Methode und Temperatur des Kochens.

Gute Essgewohnheiten haben nicht nur biologische Auswirkungen, sondern wirken sich auch auf die gesamte Person aus, einschließlich der emotionalen und spirituellen Ebene. Eine qualitativ und quantitativ geplante Ernährung führt zu Freude, Harmonie, Gelassenheit und Tugendhaftigkeit. Im Gegensatz dazu führt eine ungeordnete Ernährung zu negativen Emotionen wie Melancholie, Wut, Angst und Niedergeschlagenheit.

Laut der Äbtissin reinigen bestimmte Nahrungsmittel die Leber und den Darm, beseitigen die "schwarze Galle", sorgen für reines Blut, wecken unsere Lebenskraft und sorgen für einen fröhlichen Geist.

a) Qualitative Auswahl der Lebensmittel

Diese Wahl muss einem von Hildegard enthüllten Prinzip entsprechen, dem Prinzip der Wiederherstellung der "Harmonie der Stimmungen". Diese Harmonie wird durch die Proportionalität zwischen warmen, kalten, trockenen und feuchten Nahrungsmitteln und durch hygienische Gewohnheiten gewährleistet. Sie rät etwa, während des Essens immer etwas Wasser oder Wein sowie einen Saft (Vinaigrette) zu trinken, um die Nahrung im Magen zu befeuchten, was die Verdauung der Mahlzeit erleichtert...

- Lebensmittel, die Sie bevorzugen sollten

Hildegard von Bingen stellt in ihren Werken Rezepte vor, die die Vorzüge bestimmter Nahrungsmittel nutzen. Sie beschreibt deren Vorteile und Nutzen für die Erhaltung der körperlichen und geistigen Gesundheit sowie für die Harmonie von Körper und

Geist. Die von ihr vorgeschlagenen Rezepte enthalten bestimmte Nährstoffe, die für die Gesundheit des Menschen von Vorteil sind, wie z.B. :

**Dinkel*: Er ist die "Perle" unter den von Hildegard bevorzugten Nahrungsmitteln. Er enthält einen hohen Magnesium- und Phosphorgehalt, stillt den Hunger mehr als andere Getreidearten, aktiviert die Immunität des Körpers, fördert den Stuhlgang und hemmt die Fettabsorption.

**Fenchel*: reich an Ballaststoffen und Vitaminen, empfohlen für Personen, die unter Blähungen leiden, reduziert den Säuregehalt des Magens und fördert die Verdauung.

**Kastanie*: Quelle von Mineralsalzen (Eisen, Magnesium...) und Vitamin B und C, sättigendes Nahrungsmittel, bewahrt die Darmflora, sorgt für eine Senkung der Blutfettwerte, reguliert den Blutzuckerspiegel und stimuliert die Regeneration der Gewebe.

**Gewürznelke*: ist ein starkes entzündungshemmendes Mittel, das zur Linderung von Rheuma- und Zahnschmerzen sowie zur Behandlung von Migräne eingesetzt wird.

**Kürbisgewächse* (Kürbis, Zucchini, Kürbis): reich an Vitaminen, Spurenelementen und Mineralsalzen, sind Antioxidantien, stimulieren das Immunsystem und reduzieren das Risiko des Auftretens bestimmter Krebserkrankungen.

**Die unverzichtbaren Gewürze*: Afrikanischer Pyrethrum, Serpolet, Galgant, Ysop, Zimt, Kümmel.

Diese Gewürze haben viele Vorteile, sie fördern eine gute Verdauung, helfen Entzündungen zu reduzieren und regen den Stoffwechsel an.

**Wurzelgemüse* (Karotten, Rüben, Pastinaken...), gedünstet, Zwiebeln (gekocht), frischer Knoblauch, roh oder nach dem Trocknen gekocht, Äpfel, roh oder gekocht, Quitten, Mandeln etc.

- Lebensmittel, die Sie einschränken sollten

Tomaten, Auberginen, Paprika und Kartoffeln sollten in Maßen verzehrt werden. Diese Lebensmittel enthalten einen giftigen Bestandteil, Solanin, der die Leukozytenzahl im Blut erhöhen kann und die Affinität zur Entstehung von Krebs steigert.

Zu den Lebensmitteln, die Sie einschränken sollten, gehören auch Nährstoffe mit raffiniertem Zucker, Kaffee, frittierte Lebensmittel, Palmöl usw. Die meisten Lebensmittel, die Sie einschränken sollten, sind nicht für den menschlichen Verzehr geeignet.

- Lebensmittel, die Sie vermeiden sollten

Hildegard beschreibt einige Nahrungsmittel als "Gift". Sie sollten nicht gegessen werden, da sie allergische Reaktionen hervorrufen, wie z.B. Erdbeeren, Pfirsiche, Lauch, Pflaumen und rohe Birnen, die die Leber und die Lunge schädigen. Außerdem sind einige Lebensmittel sehr säurebildend, wie z.B. Kohl. Vermeiden Sie auch

Feigen, die viele Organe wie den Fortpflanzungstrakt und die Leber mit Mykotoxinen (sehr schädliche Toxine) kontaminieren können, Linsen und Rohkost (mit Ausnahme von grünem Salat, wenn er gut gewürzt ist), einige Pilze, tierisches Fleisch, speziell Schweinefleisch.

b) Quantitative Auswahl der Nahrungsmittel

Nach Hildegard gibt es keine Standardmenge für alle Menschen; was für den einen richtig ist, muss nicht unbedingt für den anderen richtig sein. Die Zusammenstellung der Mahlzeiten muss individuell und je nach Alter, Gesundheitszustand und Jahreszeit angepasst werden.

Die Menge der Nahrung muss zudem mit dem Gesundheitszustand der Person vereinbar sein. Hildegard erklärt, dass eine Person, die Kummer hat, eine ausreichende Menge an Nahrung zu sich nehmen sollte, damit sie in der schwierigen Zeit durch Nahrung unterstützt wird, während ein fröhliches Individuum mäßige Mengen an Nahrung zu sich nehmen sollte, da sein Blut in den Venen des Körpers gut und weit verbreitet ist.

Die Menge der Nahrung ist ein weiterer sehr wichtiger Aspekt, den Hildegard erläuterte, indem sie die Reinheit der Seele in der Nahrung berücksichtigte. Sie rät, standardisierte Massennahrung zu vermeiden. Die Äbtissin erklärte, dass ein Übermaß an Nahrung den Körper verstopft und Melancholie hervorruft.

Nach Hildegard sollte die Menge der Nahrung, die Sie zu sich nehmen, außerdem die Jahreszeit berücksichtigen. Daher ist eine mäßige Menge im Sommer notwendig, um eine gute Gesundheit zu erhalten, da der übermäßige Verzehr von Nahrungsmitteln im Sommer die Stimmung des Menschen verändert, die dann schlecht wird. Das Blut wird heißer und das Gewebe schwillt an. Im Gegensatz dazu wird empfohlen, im Winter eine ausreichende Menge an Nahrungsmitteln zu sich zu nehmen.

Bei den Getränken muss die Menge ebenfalls der Jahreszeit angepasst werden. Um im Winter gesund zu bleiben, sollten Sie mäßig trinken, während Sie im Sommer viel trinken sollten.

c) Die Kochmethode und die Bedeutung der Temperatur des Essens

Eine ausgewogene Ernährung ist wichtig für die Gesundheit, aber auch die Art des Kochens. Die Mahlzeiten sollten bei niedrigen Temperaturen (um 60° C) gekocht werden und der Verzehr von frittierten oder gebratenen Lebensmitteln sollte vermieden werden. Studien haben gezeigt, dass das Kochen bei Temperaturen über 120° C Acrylamid erzeugt, das wahrscheinlich krebserregend ist.

Außerdem ist das Kochen von Nahrungsmitteln nach Hildegard notwendig, um sie verdaulich zu machen. Sie weist darauf hin, dass bestimmte Nahrungsmittel, die roh, ungekocht oder halbgekocht verzehrt werden, im Magen gerinnen, hart werden, schimmeln und ihn mit Schleim belasten, der schädliche und unangenehme Säfte und Gase im Darm erzeugt.

Abgesehen von der Art des Kochens erfordert eine gute Gesundheit eine bestimmte Temperatur der Nahrung. Hildegard rät, keine kochenden oder dampfenden Speisen zu essen, um das Aufblähen des Bauches und das Auftreten von Lepra zu vermeiden. Sie empfiehlt auch, temperierte Speisen zu essen, d.h. weder sehr heiß noch sehr kalt, damit ihr "Blut" von guter Qualität ist.

Hildegard zufolge führt der Verzehr von sehr heißen Speisen bei hohen Außentemperaturen zu Gicht, während der Verzehr von sehr kalten Speisen Phlegma hervorruft. Im umgekehrten Fall, wenn die Außentemperatur niedrig ist, empfiehlt Hildegard, temperierte Speisen an warmen Orten zu essen.

d) Lebensmittel der "Freude"

Das Prinzip der Harmonie der Stimmungen ist das Herzstück der Medizin von Hildegard. Nach ihrer Theorie können bestimmte Nahrungsmittel zu einem Gefühl der Freude führen und körperliche, emotionale und geistige Gesundheit und Vitalität fördern, während andere Nahrungsmittel negative Emotionen wie Melancholie und Angst verursachen.

Der Äbtissin zufolge wachsen einige Pflanzen mithilfe der Luft, sind leicht verdaulich und von fröhlicher Natur, sodass sie demjenigen, der sie isst, Freude bereiten. Andere wachsen mithilfe des

Windes und sind daher trocken, schwer verdaulich und von trauriger Natur, sodass sie denjenigen, der sie isst, melancholisch machen.

Sie empfiehlt, den Verzehr von unverzichtbaren Nahrungsmitteln, den so genannten "Nahrungsmitteln der Freude", zu erhöhen, die aufgrund ihrer Bedeutung für die Erhaltung der körperlichen und geistigen Gesundheit und der Harmonie von Körper und Geist angegeben werden. Nach Hildegard ist Übersäuerung eng mit negativen Emotionen verbunden.

Die Nahrungsmittel der "Freude" sind primär :

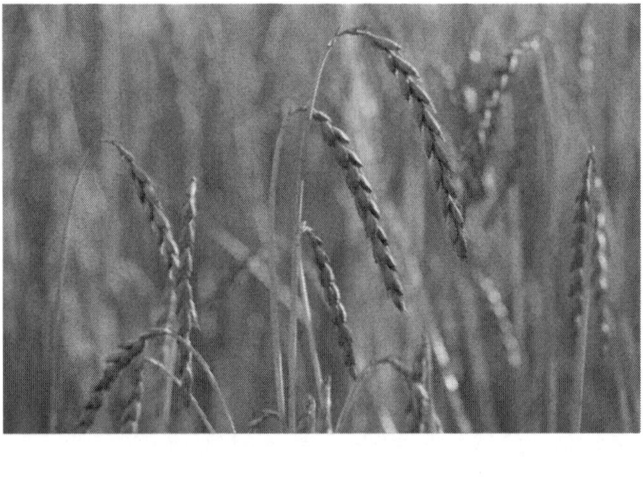

- Dinkel: das Wunder der Getreidearten!

**Seine Eigenschaften :*

Dinkel ist eine der Getreidesorten, die eine grundlegende Nahrung der Völker des Mittelmeerraums war und auch im Mittelalter häufig angebaut und verzehrt wurde. Hildegard sagte über Dinkel: "*Dinkel ist ein ausgezeichnetes Korn, von warmer Natur, groß und voll Kraft und süßer als andere Körner: Wer ihn isst, dem gibt er gutes Fleisch und liefert gutes Blut. Er gibt einen fröhlichen Geist und bringt Freude in den Geist des Menschen. In jeder Form, in der es gegessen wird, sei es als Brot oder in anderer Zubereitung, ist es gut und wohlschmeckend*".

Dinkel hat einen hohen Energieertrag und verfügt über sehr interessante Eigenschaften, wenn er nicht (mit Weizen) hybridisiert wird:

- Sehr reich an Spurenelementen, primär Magnesium (Anti-Stress-Mineral), Phosphor (sorgt für das Wachstum von Knochen und Zähnen), Eisen (aktiviert die Bildung von roten Blutkörperchen), Zink, Vitamin A, B, B12 und E. Daher spielt Dinkel eine wichtige Rolle bei der Zellerneuerung und der Produktion von Hormonen und Neurotransmittern.

- Besitzt alle 8 Aminosäuren, die für alle lebenswichtigen Mechanismen des menschlichen Körpers unerlässlich sind, darunter Tryptophan, das ein Vorläufer des Glückshormons Serotonin ist.

- Es ist sehr reich an Proteinen und Kohlenhydraten und ist ein ausgezeichnetes Energieprodukt.

- Enthält hochwertiges Gluten, insbesondere aufgrund des Vorhandenseins eines Moleküls (Rhodanid), das vor Nahrungsmittelallergien schützt. Daher wird Dinkel wahrscheinlich von Glutenallergikern gut aufgenommen.

- Es wird langsam verdaut und mit der gleichen Geschwindigkeit wie Insulin aufgenommen, was es für Sportler und Diabetiker vorteilhaft macht.

* *Die richtige Wahl von Dinkel :*

Um seine Qualitäten nutzen zu können, muss Dinkel als nicht hybridisierter Dinkel ausgewählt werden, d.h. er darf nicht mit Weizen gekreuzt werden. Der Dinkel (Triticum spelta) ist ein biologisch angebauter Dinkel, der frei von Mykotoxinen ist. Es gibt 5 Dinkelsorten mit diesen Eigenschaften, wie z.B.: Oberkulmer, Franckenkorn, Tiroler Rotkorn, Ostro und Souabencorn.

* *Die Verwendungsmuster von Dinkel :*

Dinkel kann in vielen Formen verzehrt werden:

- Körner: für die Zubereitung von Salaten und Suppen.

- Mehl: wird für die Zubereitung von Brot, Kuchen, Pfannkuchenteig... verwendet.

- Grieß: Wird für die Zubereitung von Desserts wie Cremes, Kuchen... verwendet.

- Als Flocke: wird für die Zubereitung von Pfannkuchen, Brei und als Suppeneinlage verwendet.

- Als Nudeln: nahrhafter und leichter verdaulich als Weizen.

- In Kaffee: Zubereitet aus gerösteten Dinkelkörnern, ohne Koffein, reich an Kohlenhydraten, Eiweiß, Phosphor und Kalzium.

- Milch: Reich an Vitamin E, D, B und Mineralsalzen wie Kalzium, Eisen und Magnesium. Sie enthält keine gesättigten Fettsäuren und keine Laktose und ist daher für Laktoseallergiker geeignet.

- Fenchel: die perfekte Kur für alles!

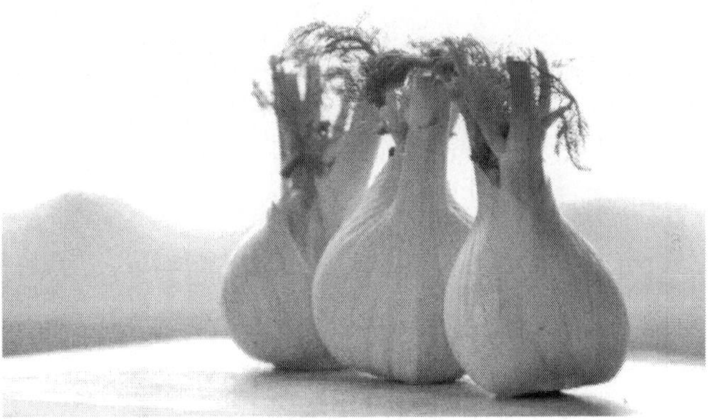

**Seine Eigenschaften :*

Fenchel ist ein natürliches Heilmittel. Dieses Lieblingsgemüse von Hildegard ist reich an Vitaminen, Spurenelementen und Ballaststoffen und ist sehr gesundheitsfördernd. Sie schreibt dazu: "*In welcher Form auch immer man Fenchel zu sich nimmt, er macht fröhlich, gibt dem Körper eine gute Durchblutung, einen guten Geruch und erleichtert die Verdauung... Bei demjenigen, der täglich Fenchel oder Fenchelsamen auf nüchternen Magen isst, verringern sich der schädliche Schleim und die faulen Substanzen, er verliert auch seinen schlechten Atem...*".

Studien haben bewiesen, dass Fenchel bei allen Magen- und Darmbeschwerden hilft. Er hilft bei Blähungen, Darmgasen, überschüssiger Säure und Magenschmerzen. Er wirkt gegen schlechte Körpergerüche und Mundgeruch. Ferner ist Fenchel ein unverzichtbares Nahrungsmittel für Frauen. Er ist hilfreich bei der Behandlung von Wechseljahrsbeschwerden wie Hitzewallungen, vaginaler Trockenheit und Angstzuständen.

** Die Verwendungsmuster von Fenchel*

Fenchel ist in allen seinen Formen wirksam, er kann als rohes oder gekochtes Gemüse eingenommen werden, das je nach Kochmethode knusprig oder auch schmelzend ist, oder als Samen zum Kauen, als Tee zum Trinken, als Öl zum Einmassieren oder als Tabletten zum Schlucken.

- Die Kastanie: die Partnerin der Athleten!

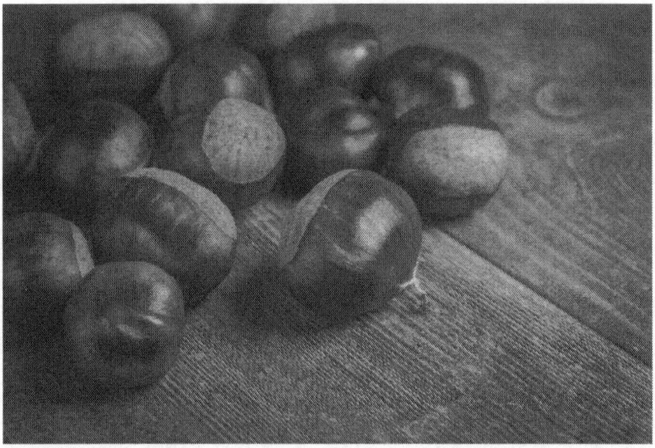

**Ihre Eigenschaften :*

Die Heilige Hildegard empfiehlt den Verzehr von Kastanien wegen ihrer positiven Wirkung auf die körperliche und geistige Gesundheit. Sie schreibt dazu: *"Aber auch der Mann, dessen Gehirn leer ist und der daher schwach im Kopf ist, soll die Früchte dieses Baumes in Wasser kochen und sie oft auf nüchternen Magen und nach dem Essen einnehmen, und sein Gehirn wächst und wird gefüllt, seine Nerven werden stark und die Kopfschmerzen verschwinden*".

Die Kastanie zeichnet sich durch ihren Reichtum an Vitamin B1, B2, B6, B9 und C aus, aber auch an Spurenelementen und Mineralien, insbesondere Kalium, Magnesium, Phosphor, Kalzium, Eisen, Mangan, Kupfer und Zink.

Überdies liefert der Verzehr von Kastanien in getrockneter Form einen hohen Energiegehalt, der mehr als doppelt so hoch ist wie der von Vollkornnudeln oder viermal so hoch wie der von Kartoffeln. Die Kastanie hat jedoch eine gemäßigte glykämische Last und ein hohes Sättigungspotenzial. Aufgrund dieser ernährungsphysiologischen Eigenschaften ist sie für Sportler sehr vorteilhaft, speziell zur Steigerung der Ausdauer.

Überdies ist die Kastanie ein alkalisierendes Nahrungsmittel, das den Säure-Basen-Haushalt unseres Körpers reguliert. Sie wird auch bei Kopf-, Herz-, Leber- und Magenschmerzen empfohlen.

** Die Verwendungsmuster der Kastanie :*

Die Kastanie kann in verschiedenen Formen verzehrt werden: gegrillt, gekocht oder gedämpft, um alle ihre Qualitäten zu nutzen. Sie kann für die Zubereitung von herzhaften Speisen (Suppe, Geflügel) oder süßen Rezepten (Kuchen, Dessertcreme) verwendet werden.

Da das Mehl kein Gluten enthält, kann es von allen Personen mit einer Glutenunverträglichkeit verzehrt werden. Es wird empfohlen, um Müdigkeit zu lindern und die optimale Funktion des Nervensystems zu stimulieren. Es kann auch als pflanzliches Getränk in Form von Kastanien-"Milch" eingenommen werden.

- Die Gewürznelke: das natürliche entzündungshemmende Mittel, das Sie nicht missen möchten!

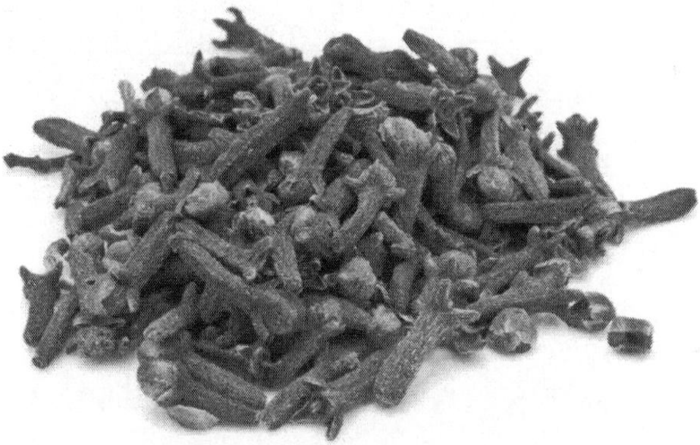

**Ihre Eigenschaften :*

Dieses Gewürz ist außergewöhnlich, da es einen sehr hohen Anteil an Antioxidantien enthält und für seine entzündungshemmenden, antiseptischen und betäubenden Eigenschaften bekannt ist. Hildegard schrieb über die Gewürznelke: "*Wer Kopfschmerzen hat, so dass sein Kopf schwer ist, als ob er taub geworden wäre, der soll oft Gewürznelken essen und die Bedrückung seines Kopfes wird nachlassen... Die unteren Eingeweide (Eingeweide) eines Kranken beginnen manchmal anzuschwellen, wenn er an Magen-Darm-Entzündungen leidet, und es kommt oft vor, dass diese Schwellung in Wassersucht ausartet. Die heilenden Kräfte der Nelke gehen in* den *Darm über und lassen die Schwellung zurückgehen, so dass die Wassersucht verschwindet*".

Sie wird zur Linderung von rheumatischen Schmerzen, Gelenk- und Muskelschmerzen sowie Zahnschmerzen empfohlen. Außerdem wirkt sie gegen Entzündungen und virale und bakterielle Infektionen.

* *Die Verwendungsmuster der Gewürznelke :*

Die Gewürznelke kann in mäßigen Mengen als ganzes Gewürz für bestimmte Gerichte verwendet werden oder als Pulver in Brot, Fleischgerichten, Kuchen, Kompott und sogar zum Aromatisieren von Wein.

Sie kann auch als Tee oder Massageöl verwendet werden. Zur Linderung von Zahn- und Gelenkschmerzen wird das Kauen von 3-4 Gewürznelken pro Tag empfohlen.

2) Hildegards Programm für Heilfasten

Fasten ist seit der Antike als ein wirksames therapeutisches Mittel bekannt, das sowohl vorbeugend als auch heilend wirkt. Als Teil der Medizin der Visionärin ist das Hildegard-Fasten eines der Grundprinzipien dieser Äbtissin, das zur Erlangung einer guten Gesundheit empfohlen und zur körperlichen und geistigen Reinigung eingesetzt wird.

Bei der Durchführung einer Diät schließt Hildegard allzu entbehrungsreiche Diäten aus. Sie weist darauf hin, dass die Abstinenz von Nahrung den Menschen moralisch schwächt. Dennoch empfiehlt sie das Fasten in Form einer Monodiät, die den Körper entlastet. Diese Methode kann mehrere Schritte umfassen, z.B. eine Monodiät, die ein- bis zweimal pro Woche gemacht wird, oder auch 3 bis 7 aufeinanderfolgende Tage.

a) Die Tugenden des Hildegard-Fastens

Nach Hildegard ist die Reinigung des Körpers eine wichtige Grundlage für die Vorbeugung und Behandlung von Krankheiten. Dieses Ziel kann durch das Hildegard-Fasten erreicht werden, das eine Entgiftung des Körpers ermöglicht, d.h. die Ausscheidung von Giftstoffen aus dem Körper, die vor allem durch falsche Ernährung entstanden sind.

Das Hildegard-Fasten ist ein "mildes" Fasten, das nichts mit dem "trockenen" Fasten zu tun hat, bei dem Sie nichts essen dürfen, oder dem Wasserfasten, bei dem nur Flüssigkeiten erlaubt sind. Beim Hildegard-Fasten dürfen Sie bestimmte Nahrungsmittel essen, insbesondere Dinkel und einige Gemüsesorten, aber nur in Maßen.

Wenn der Körper vorübergehend auf schlechte Nahrungsmittel verzichtet, werden die Nieren- und Leberfunktionen entlastet und Giftstoffe auf natürliche Weise ausgeschieden. Das Ergebnis ist eine perfekte Erholung des Körpers: neue Vitalität und Energie, Erneuerung der Zellen, Reinigung und Ruhe des Verdauungssystems, Korrektur von Bluthochdruck und Cholesterin, Regulierung des Stuhlgangs und natürliche Auslösung des Selbstheilungsmechanismus.

Darüber hinaus schafft das Fasten nach Hildegard auch Raum für die Einsicht des Geistes und die Selbstbeobachtung der Seele. Die Äbtissin erklärt, dass dieses Fasten den Geist erleichtert und die Seele reinigt, die sich auf das Wesentliche, auf die "Seligkeit", richtet. Ängstliche Menschen gewinnen Abstand von ihren täglichen Belastungen und gewinnen neue Vitalität für mehr Freude und Erfüllung in ihrem Leben.

Schließlich kann diese Art des Fastens auch angewandt werden, um von Fitness und Schlankheit zu profitieren, sie gewährleistet einen bemerkenswerten Gewichtsverlust ohne Nährstoffmangel und Hungergefühl.

b) Wie lange wird das Hildegard-Fasten praktiziert?

Das Fasten kann auf zwei Arten durchgeführt werden: entweder für einen Tag pro Woche als vorbeugende Maßnahme oder für einen längeren Zeitraum von 3 Tagen bis zu einer Woche. Letzteres ist länger und dient der Heilung.

In jedem Fall muss das Fasten schrittweise erfolgen und einige Tage vor dem Fasten vorbereitet werden.

c) Vorbereitung auf das Hildegard-Fasten

Um die emotionale und körperliche Widerstandsreaktion zu vermeiden, die mit dem Beginn des Fastens einhergeht, wird empfohlen, den Organismus auf das Hildegard-Fasten vorzubereiten. Dies soll die besten Voraussetzungen für ein erfolgreiches Fasten schaffen.

Einige Tage vor Beginn des Hildegard-Fastens ist es wichtig, Fleisch- und Milchprodukte sowie Soßengerichte zu reduzieren.

Es ist notwendig, Stimulanzien wie Kaffee, Tabak und Alkohol zu meiden. Das Gefühl des Entzugs dieser Stimulanzien wird bereits durch den Beginn des Fastens gemildert.

Noch weitere diätetische Anpassungen vor Beginn des Fastens werden geschätzt, wie z.B. die Bevorzugung von biologischen Lebensmitteln, das Vermeiden von Snacks, die Gewohnheit, Mahlzeiten mit Dinkel zu kochen, Gemüse und Obst in den Speiseplan aufzunehmen, wobei vor allem die Nahrungsmittel der "Freude" (Fenchel, Kastanien...) bevorzugt werden, und mit Gewürznelken, Galgant, Psyllium... zu würzen.

d) Das Programm eines Hildegard-Fastentages

- Das Frühstück :

Sie können zwischen den folgenden Optionen wählen:

* Option 1: Nehmen Sie 50 bis 100 g Dinkelbrot und einen rohen oder gekochten Apfel ohne Zucker.

* Option 2: Nehmen Sie Ingwerkuchen (am Vortag zubereiten oder fertig kaufen).

* Option 3: Rezept für Dinkelflockenpfannkuchen mit Apfelstücken.

Es ist notwendig, jedes Rezept mit einem Getränk zu begleiten, das Sie aus den folgenden Optionen wählen können: Fencheltee oder Kräutertee wie Kamille, Ingwer, Lavendel, grüner Tee mit Minze oder Dinkelkaffee.

Die Zutaten der Frühstücksrezepte aktivieren die Nieren- und Leberfunktion, verleihen dem Körper Vitalität und helfen bei körperlicher und geistiger Erschöpfung. Dies ist ein guter Start in den Tag, wenn Sie fasten.

- Das Mittagessen :

Sie können zwischen den folgenden Optionen wählen:

* Option 1: Eine Dinkelsuppe mit Gemüse.

* Option 2: Frische Dinkelnudeln.

* Option 3: Dinkelrisotto.

- Das Abendessen :

Das Abendessen sollte leicht sein. Es wird empfohlen, eine von Hildegards Lieblingssuppen oder Gemüsebrühen mit einem Kräutertee (Kamille, Fenchel, Minze, Hagebutte) zu sich zu nehmen.

e) Praktische Tipps während des Hildegard-Fastens

Um das Ziel des Hildegard-Fastentages zu erreichen und die Ergebnisse auf körperlicher und geistiger Ebene zu optimieren, sollten Sie die folgenden Ratschläge befolgen:

- Vergessen Sie nicht, den ganzen Tag über Kräutertees aller Art zu trinken, um vor allem eine Dehydrierung zu vermeiden und den Entgiftungsmechanismus des Körpers zu aktivieren. Ein Pfefferminztee lindert Verdauungsstörungen und wirkt gegen Blähungen, ein Fencheltee ist wirksam bei Blähungen, Blähungen, Magensäure oder Verdauungsstörungen...

- Es ist sehr hilfreich, sich eine Meditation mit vollem Bewusstsein zu gönnen, idealerweise in der Natur. Dies hat eine positive Wirkung auf das Gehirn, das

Wohlbefinden, die Moral, den Stressabbau und führt zu emotionaler und spiritueller Ausgeglichenheit.

- Machen Sie nach dem Mittagessen ein kleines Nickerchen, das vor allem entspannend wirkt und eine sofortige Verbesserung der Wachsamkeit, der Konzentration, der Vitalität und der Stimmung gewährleistet.

- Eine einfache halbstündige körperliche Betätigung wie Spazierengehen ist vorteilhaft, um die Stimmung zu verbessern und Stress abzubauen.

- Die Mengen der Zutaten in den Rezepten können je nach Appetit, Körperbau und körperlicher Aktivität angepasst werden.

- Nehmen Sie einen Teelöffel Psylliumsamen zusammen mit Kräutertees ein, da sie als Appetitzügler wirken und ein Sättigungsgefühl hervorrufen.

- Geben Sie bei jedem Menü eine Prise Muskat, Zimt und Nelken auf Ihren Teller. Nach Hildegard haben diese Gewürze viele positive Eigenschaften. Sie schreibt dazu: *"Diese Zubereitung mildert die Bitterkeit von Körper und Geist, öffnet das Herz, schärft die stumpfen Sinne, macht die Seele fröhlich, reinigt die Sinne, vermindert schädliche Stimmungen, bringt guten Saft ins Blut und stärkt".*

- Für den Ausgang des Hildegard-Fastens: Hören Sie vor allem nicht plötzlich mit Dinkel und Gemüse auf. Es ist besser, nach und nach wieder einige Nahrungsmittel in die Mahlzeiten einzuführen, wie z.B. einen gekochten Apfel, gedünsteten Fisch, ein Ei,

Quark. Einige Tage später können Sie auch wieder weißes Fleisch essen. Als allgemeine Regel gilt, dass Sie auf Ihren Körper hören sollten, er wird Ihnen am Ende dieses Fastens sagen, was Sie essen dürfen und was für Sie gut ist.

f) Die Rezepte des Hildegard-Fastens

- Das Frühstück :

Rezept für Dinkelbrot

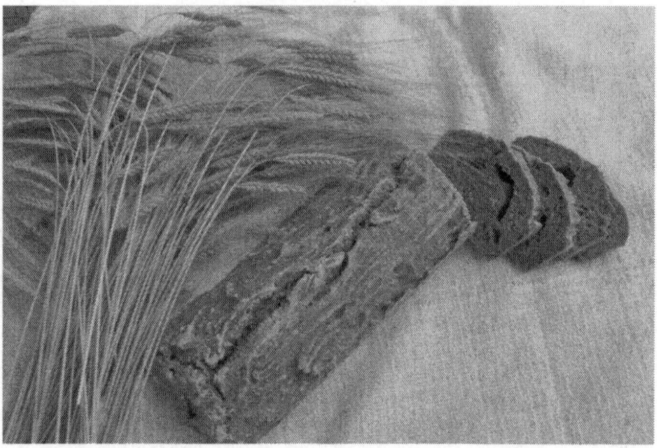

Vorbereitungszeit	Wartezeit	Kochzeit
10 Minuten	2h	30 Minuten

Zutaten für 1 Brot

- ✓ 400 g Bio-Dinkelmehl
- ✓ 1 Esslöffel Dinkelsauerteig (selbst hergestellt oder fertig gekauft)

- ✓ 30 cl lauwarmes Wasser
- ✓ 1 Esslöffel Pflanzenöl
- ✓ 1 Teelöffel Salz.

Vorbereitung

1. Geben Sie das Mehl in eine Schüssel, fügen Sie den Sauerteig, das lauwarme Wasser, das Öl und das Salz hinzu, verrühren Sie den Inhalt und kneten Sie 10 Minuten lang, bis ein fester Ball entsteht.

2. Bedecken Sie den Brotteig mit einem sauberen Tuch und lassen Sie ihn 2 Stunden lang bei Raumtemperatur aufgehen.

3. Heizen Sie den Ofen auf Thermostat 8 (240° C) vor.

4. Schieben Sie das Brot für 30 Minuten in den Ofen.

5. Nehmen Sie Ihr Brot aus dem Ofen und lassen Sie es auf einem Rost ruhen und abkühlen.

Rezept für Ingwerkuchen

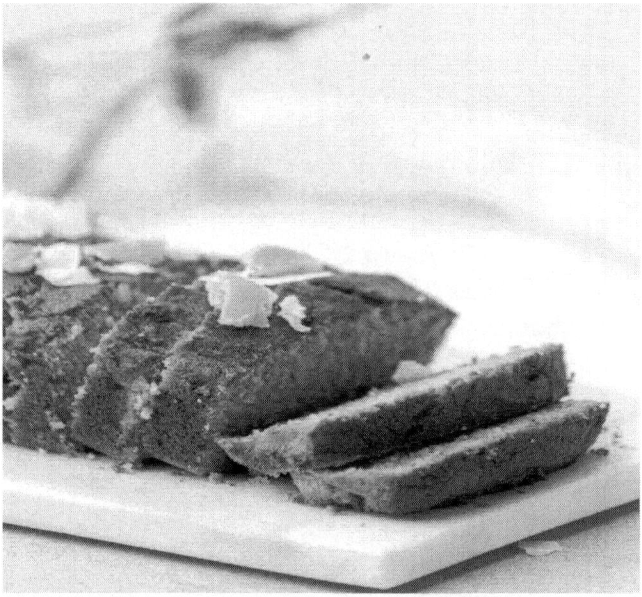

Vorbereitungszeit	Kochzeit
15 Minuten	10 Minuten

Zutaten für 300 g Ingwerkuchen

- ✓ 250 g Bio-Dinkelmehl
- ✓ 35 g Bio-Butter
- ✓ 22 g Bio-Zucker
- ✓ 1 Bio-Ei
- ✓ 12 g Ingwerpulver
- ✓ 6 g Süßholzwurzel-Tinktur
- ✓ 4 g Zedoar-Pulver
- ✓ Eine Prise Salz
- ✓ 2 Esslöffel Wasser.

Vorbereitung

1. Vermischen Sie das Dinkelmehl mit der geschmolzenen Butter, dem Zucker, dem Ei, dem Salz und der Gewürzmischung (Ingwer, Süßholz, Zedernholz).

2. 2. Kneten Sie den geformten Teig 5 Minuten lang.

3. Formen Sie den Teig zu kleinen Häufchen und legen Sie diese auf ein mit Backpapier ausgelegtes Backblech.

4. Geben Sie den Kuchen für 8 bis 10 Minuten in den heißen Ofen (180° C).

Rezept für Dinkelflockenpfannkuchen mit Apfelstücken

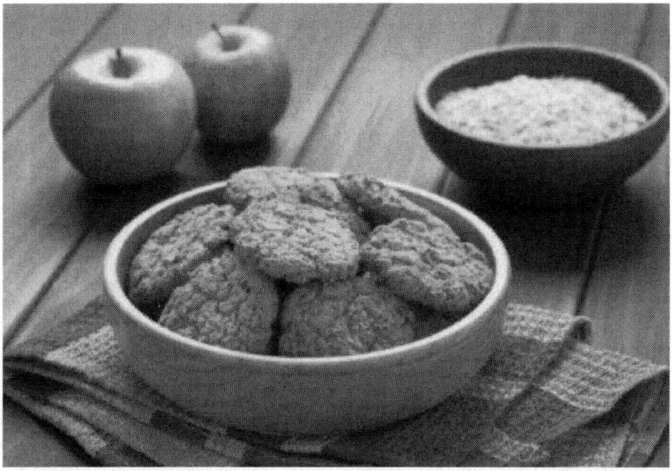

Vorbereitungszeit	Wartezeit	Kochzeit
15 Minuten	10 Minuten	25 min

Zutaten für 8 Portionen

- ✓ 100 g Bio-Dinkelflocken
- ✓ 50 g Hülsenfrüchteflocken (Kichererbsen...)
- ✓ 60 g Bio-Dinkelmehl
- ✓ 2 Esslöffel Pflanzenöl
- ✓ 50 g Bio-Rohrzucker
- ✓ 2 Eier
- ✓ 4 geschälte und in Stücke geschnittene Äpfel
- ✓ 1 Teelöffel Salz
- ✓ 1 Teelöffel Zimt
- ✓ 1 Teelöffel Muskatnuss
- ✓ 60 ml Ahornsirup.
- ✓ 60 ml Wasser

Vorbereitung

1. Vermischen Sie in einer Schüssel das Dinkelmehl, die Dinkel- und Hülsenfruchtflocken, den Ahornsirup, das Öl, den Zucker, die beiden geschlagenen Eier, das Salz, den Zimt und die Muskatnuss, bis eine homogene Konsistenz erreicht ist.

2. Lassen Sie es etwa 10 Minuten stehen, damit die Flocken aufquellen können.

3. Kochen Sie die Äpfel mit dem Wasser 15 Minuten lang bei schwacher Hitze, bis ein Püree entsteht.

4. Heizen Sie den Ofen auf 180° C vor.

5. Verteilen Sie die Hälfte der Mischung in der Form, so dass der Inhalt gleichmäßig verteilt ist. Gießen Sie das Apfelpüree darüber und passen Sie es an. Verteilen Sie den Rest der Mischung und drücken Sie sie vorsichtig an.

6. Backen Sie den Kuchen 25 Minuten lang im Ofen, bis er goldbraun ist.

7. Aus dem Ofen nehmen und abkühlen lassen. Schneiden Sie die Pfannkuchen in Portionen und servieren Sie sie.

Rezept für Fencheltee

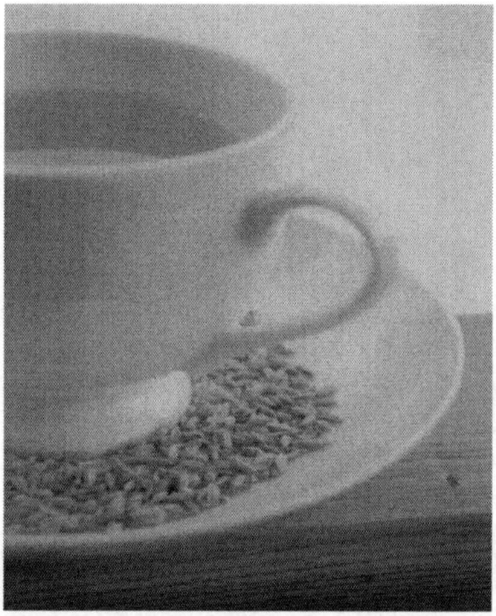

Vorbereitungszeit	Infusionszeit
5 Minuten	10 Minuten

Zutaten für eine Tasse Kräutertee

- ✓ 1 Teelöffel Bio-Fenchelsamen
- ✓ 250 ml kochendes Wasser

Vorbereitung

1. Erhitzen Sie das Wasser zum Kochen.

2. 2. Geben Sie 1 Teelöffel Fenchelsamen in eine Tasse mit kochendem Wasser.

3. Lassen Sie den Tee 10 Minuten lang zugedeckt ziehen, um einen wirksamen Gehalt an aktiven Substanzen zu erhalten, filtern Sie ihn und trinken Sie ihn nach Belieben.

Rezept für einen Dinkelkaffee

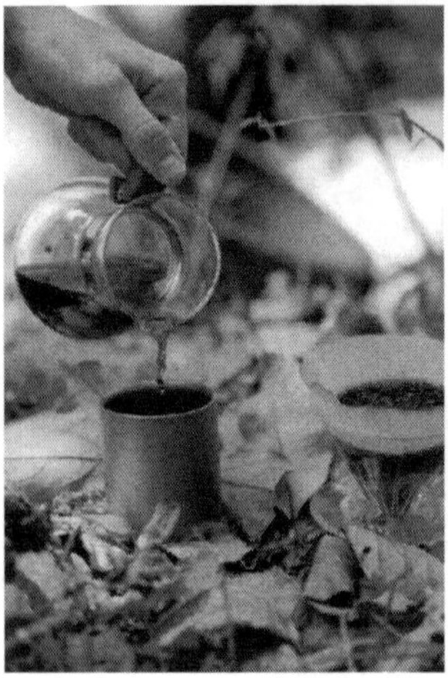

Vorbereitungszeit
20 Minuten

Zutaten für eine Tasse Kaffee

- ✓ 1 Esslöffel geröstete Körner von nicht hybridisiertem Dinkel.
- ✓ 250 ml Wasser

Vorbereitung

1. Geben Sie 250 ml Wasser und 1 Esslöffel Dinkelkörner in eine Pfanne.

2. Lassen Sie das Ganze 20 Minuten lang aufkochen.

3. 3. Filtern Sie, ohne die Körner wegzuwerfen, und trinken Sie.

4. Bewahren Sie die Dinkelkörner im Kühlschrank auf, sie werden noch 4 oder 5 Mal nützlich sein. Das nächste Mal können Sie sie 4-5 Minuten lang mit heißem Wasser aufgießen.

Rezept für Pfefferminztee

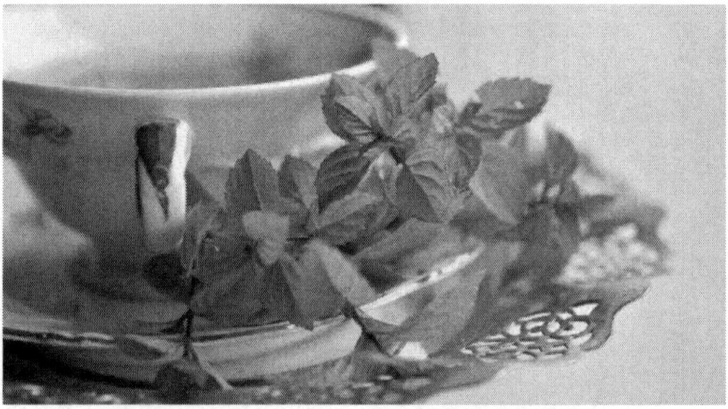

Vorbereitungszeit	Infusionszeit
10 Minuten	5 Minuten

Zutaten für eine Tasse Tee

- ✓ 1/4 Bund frische Minze
- ✓ 250 ml Wasser

Vorbereitung

1. Erhitzen Sie das Wasser in einem Topf bis zum Kochen.

2. 2. Die Minzblätter abspülen, abtropfen lassen und in eine Teekanne geben.

3. Geben Sie das kochende Wasser in die Teekanne, schütteln Sie es und lassen Sie es 5 Minuten ziehen.

- Das Mittagessen :

Rezept für Dinkelsuppe mit Gemüse

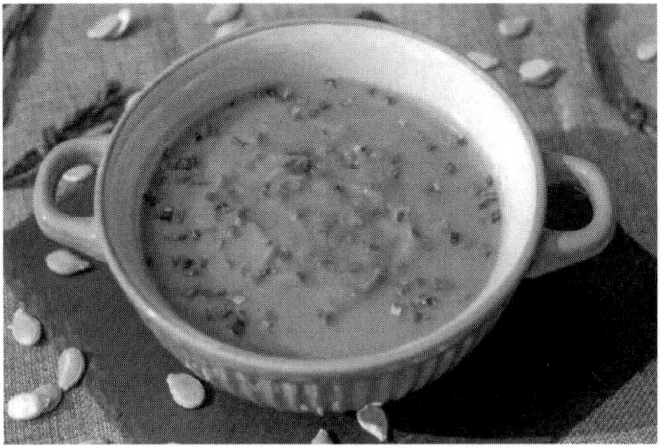

Vorbereitungszeit	Kochzeit
20 Minuten	1 h

Zutaten für 6 Personen :

- ✓ 300 g Bio-Dinkel
- ✓ 4 Karotten
- ✓ 3 Stangen Sellerie
- ✓ 1 Porree
- ✓ 1 Rübe
- ✓ 3 frische Zwiebeln
- ✓ 2 Knoblauchzehen
- ✓ 3 Esslöffel Olivenöl
- ✓ Eine Prise Salz
- ✓ Eine Prise Pfeffer
- ✓ Eine Prise Gewürznelken
- ✓ 2-3 g getrockneter Thymian.

Vorbereitung

1. Waschen, schälen und schneiden Sie das gesamte Gemüse in kleine Stücke.

2. Den Dinkel unter heißem Wasser abspülen und abtropfen lassen.

3. Erhitzen Sie den Knoblauch in einem Topf mit dem Olivenöl, bis er goldbraun ist.

4. Vermischen Sie den Dinkel und das gesamte Gemüse im Topf mit 1,5 l Wasser, fügen Sie die Gewürze hinzu, decken Sie die Mischung ab und bringen Sie sie 1 Stunde lang bei schwacher Hitze zum Kochen.

Rezept für frische Dinkelnudeln

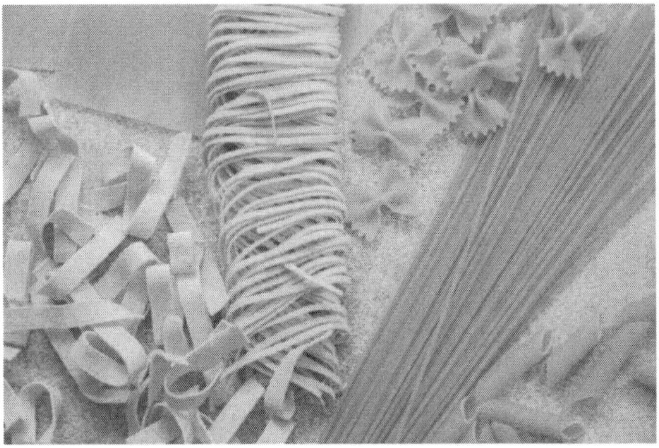

Vorbereitungszeit	Wartezeit	Kochzeit
30 Minuten	1 h	5 Min.

Zutaten für 4 Personen

- ✓ 400 g Dinkelmehl
- ✓ 2 Eier
- ✓ 2 Esslöffel Olivenöl
- ✓ 2 Esslöffel Wasser
- ✓ Eine Prise Salz
- ✓ Eine Prise Pfeffer

Vorbereitung

1. Vermischen Sie in einer Schüssel Mehl und Salz, die Eier, fügen Sie das Olivenöl und das Wasser hinzu und verrühren Sie die Zutaten mit einer Gabel, bis ein homogener Teigklumpen entsteht.

2. Kneten Sie den Teig mit den Handflächen, bis er zu einem glatten Ball wird.

3. Wickeln Sie die Teigkugel in Plastikfolie und lassen Sie sie 1 Stunde im Kühlschrank ruhen.

4. Teilen Sie den Teig in Stücke, die sich leicht schneiden lassen.

5. Verwenden Sie ein Gerät, um Nudeln nach Ihrer Wahl herzustellen (Tagliatelle, Spaghetti...).

6. Trocknen Sie die Nudeln 30 min bis 2 h auf einem Nudelbaum oder auf einem Küchentuch.

7. Kochen Sie die Dinkelnudeln 5 Minuten in köchelndem Salzwasser. Sie können die Dinkelnudeln auch mit Karotten, Rote Bete, Tomaten, Spinat, Zitrone und Pfeffer zubereiten.

Rezept für Dinkelrisotto (großer Dinkel)

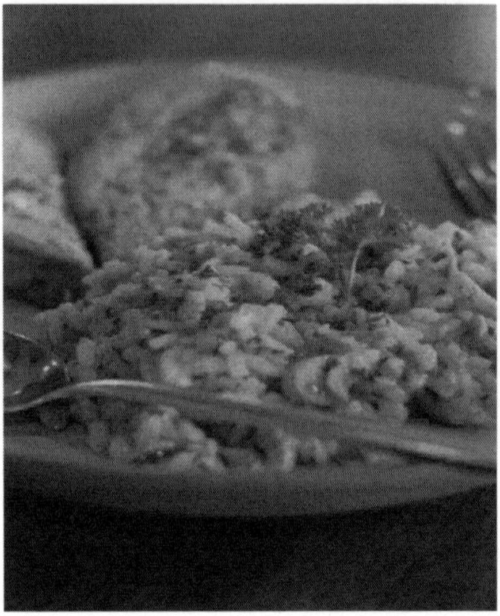

Vorbereitungszeit	Wartezeit	Kochzeit
20 Minuten	1 Nacht	30 Minuten

Zutaten für 4 Personen

- ✓ 400 g Dinkel
- ✓ 400 ml Gemüsebrühe
- ✓ 2 Zwiebeln
- ✓ 1 Porree
- ✓ 100 g Petersilie
- ✓ 2 Esslöffel Sonnenblumenöl
- ✓ 1 Glas trockener Weißwein
- ✓ Eine Prise Salz
- ✓ Eine Prise Pfeffer

Vorbereitung

1. Weichen Sie den Dinkel in einer Schüssel mit kaltem Wasser über Nacht ein (oder mindestens 4 Stunden vor der Zubereitung).

2. Am nächsten Tag geben Sie den Dinkel in einen Topf mit reichlich kaltem Wasser und kochen ihn 25 Minuten lang.

3. Schälen und schneiden Sie die Zwiebeln, putzen Sie den Lauch und schneiden Sie ihn in feine Ringe. Geben Sie das Öl in eine Sauteuse und braten Sie die Zwiebeln und den Lauch bei schwacher Hitze etwa 10 Minuten lang unter ständigem Rühren.

4. Geben Sie den Dinkel und den Weißwein in die Sauteuse, erhitzen Sie, bis der Weißwein verdampft ist, geben Sie dann nach und nach die Gemüsebrühe hinzu und rühren Sie die Mischung regelmäßig um, bis die Brühe verdampft ist.

5. Setzen Sie die Garzeit für 30 Minuten fort und fügen Sie die Gewürze hinzu.

6. Vom Herd nehmen und die gehackte Petersilie in den Risotto geben, umrühren und abschmecken.

- Das Abendessen :

Rezept für rohe Gemüsesuppe

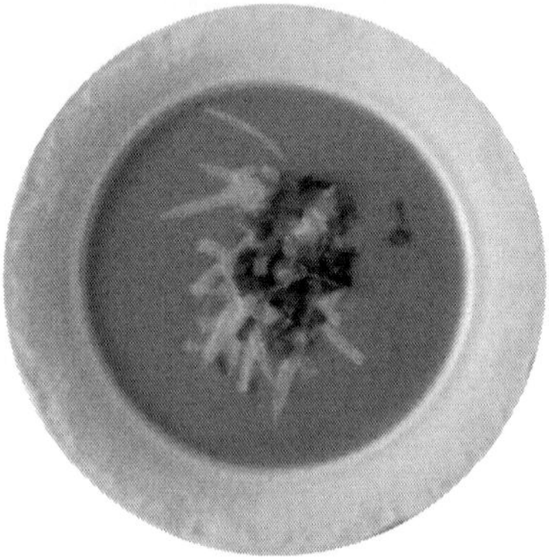

Vorbereitungszeit
10 Minuten

Zutaten für 4 Personen

- ✓ 2 Karotten
- ✓ 1 Fenchelknolle
- ✓ 1 Stange Sellerie
- ✓ 1 Rübe
- ✓ 1 Zwiebel
- ✓ 1 Knoblauchzehe
- ✓ ½ Teelöffel gemahlene Muskatnuss
- ✓ 1 Esslöffel Olivenöl
- ✓ Eine Prise Salz
- ✓ Eine Prise Pfeffer

Vorbereitung

1. Waschen, schälen und schneiden Sie das Gemüse in kleine Stücke.

2. 2. Geben Sie das gesamte Gemüse in den Mixer. Fügen Sie 250 ml Wasser hinzu. Pürieren Sie die Mischung, bis sie eine homogene Textur hat.

3. Sieben Sie den Inhalt, um alle Stücke zu entfernen, und fügen Sie die gemahlene Muskatnuss hinzu.

4. Vor dem Verzehr kühlstellen.

Rezept für Gemüsebrühe

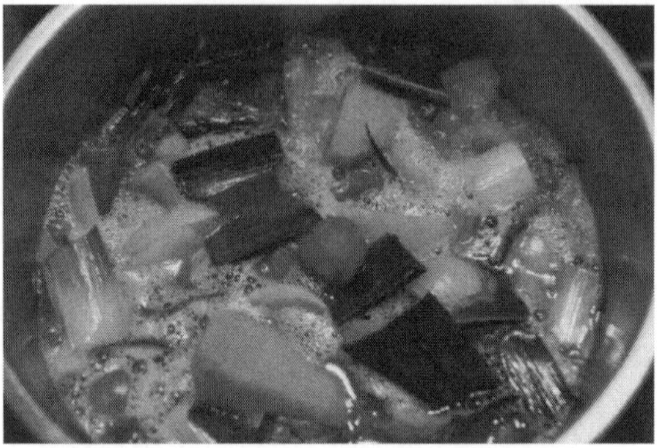

Vorbereitungszeit	Wartezeit
15 Minuten	1 h

Zutaten für 4 Personen

- ✓ 4 Karotten
- ✓ 2 Porree
- ✓ 2 Zwiebeln
- ✓ 2 Rüben
- ✓ 2 Stangen Sellerie
- ✓ 1 Bund Petersilie
- ✓ 1 Esslöffel Olivenöl
- ✓ 2 Liter Wasser
- ✓ Eine Prise Salz
- ✓ Eine Prise Pfeffer
- ✓ Eine Prise Gewürznelken
- ✓ 2-3 g getrockneter Thymian oder Lorbeerblätter.

Vorbereitung

1. 1. Waschen, schälen und schneiden Sie das gesamte Gemüse in Stücke.

2. Geben Sie das gesamte Gemüse in einen großen Topf mit einem Esslöffel Olivenöl. Fügen Sie Lorbeer oder Thymian, Salz und Pfeffer nach Geschmack hinzu und bedecken Sie es mit Wasser.

3. Kochen Sie die 2 Liter Wasser 1 Stunde lang auf kleiner Flamme, um eine konzentriertere Brühe zu erhalten.

4. Am Ende der Kochzeit ist das Gemüse geschmolzen. Schmecken Sie das Gemüse ab und sieben Sie es durch, ohne es zu sehr zu drücken, um eine klare Brühe zu erhalten.

5. Ihre Brühe ist fertig, servieren Sie sie heiß.

3) Medizinische Pflanzen mit unverzichtbaren Eigenschaften

Seit der Antike haben die Menschen in der Pflanzenwelt nach Nahrung und Heilmitteln gesucht. Im Mittelalter wuchs das Interesse an Heilpflanzen. Sie wurden von den Mönchen in speziellen Gärten in den Klöstern angebaut.

Hildegard gehörte zu den PionierInnen, die sich mit den Vorteilen dieser Pflanzen und ihrer Verwendung für das Wohlbefinden und für therapeutische Zwecke befassten. Die Äbtissin schrieb mehrere Bücher, in denen die Welt der Pflanzen einen wichtigen Platz einnimmt, was beweist, dass sie ein großes Wissen über die Pflanzenwelt um sie herum und ein enormes botanisches Wissen hatte, das heute Gegenstand einer spannenden Wiederentdeckung ist.

Hildegards Arbeiten über Heilpflanzen zeichnen sich durch ihren medizinischen Aspekt aus. Sie beschrieb mehr als 300 Pflanzen, wobei sie für jede zuerst den Nährwert der Pflanzen, ihre möglichen medizinischen Eigenschaften und dann ihre therapeutische Verwendung angab.

In ihrem Werk *Physica gibt* Hildegard die Gebrauchsanweisung für jede Pflanze an, die auch Hinweise zur Präsentation und zur Zubereitung des Rezepts enthält. Ihre Rezepte auf der Grundlage von Heilpflanzen für kulinarische oder therapeutische Rezepte sind von äußerster Präzision. Sie beschreibt die Verwendung von Blättern, Samen, Saft, Rinde und Wurzeln.

Die Visionärin empfiehlt die Herstellung von Präparaten unter Verwendung von Heilpflanzen. Sie vergisst nicht, genaue Anweisungen für jedes Präparat zu geben. Die Rezepturen sind einfach zuzubereiten, reinigen und regenerieren die Leber und beeinflussen die wichtigsten Ausscheidungsorgane wie Haut, Nieren und Lunge, um die Ausscheidung von Giftstoffen zu aktivieren.

In ihren Rezepten verwendet sie verschiedene Trägerstoffe wie Wasser, Wein und Essig. Hildegard weist darauf hin, dass die Heilpflanzen auf allen möglichen Wegen in den Körper gelangen: gekaut, geschluckt, gepresst, gespritzt, gerochen oder auf die Haut aufgetragen.

In diesem Abschnitt beschreiben wir die sieben Heilpflanzen, die Hildegard am häufigsten erwähnt und verwendet hat:

a) Afrikanischer Pyrethrum (Anacyclus pyrethrum)

- Beschreibung und Eigenschaften :

Der afrikanische Pyrethrum ist eine Pflanze, die hauptsächlich im Mittelmeerraum angebaut wird. Der am häufigsten verwendete Teil dieser Pflanze ist die Wurzel. Diese hat einen besonderen Geschmack und ist reich an Pyrethrin, Inulin, Gerbstoffen und ätherischen Ölen.

Pyrethrum ist ein Alkaloid mit adstringierenden Eigenschaften, das vor allem für seine blutreinigende

Wirkung bekannt ist. Es wird in Pulverform aufbewahrt.

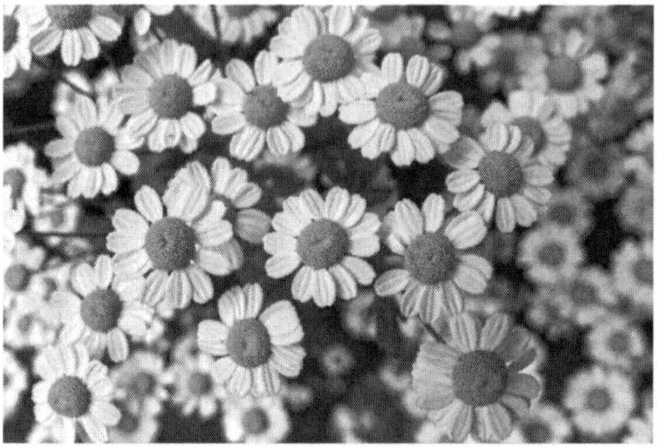

- Verwendung und Indikationen :

Hildegard widmete dieser Pflanze, die die Nahrung und ihre Aufnahme in den Organismus harmonisiert, eine ausführliche Beschreibung: *"Pyrethrum ist für den Gesunden gut zu essen, denn es verringert die schädlichen Stoffe in ihm, erhöht die Menge an reinem Blut und verleiht ihm einen gesunden Verstand. Es verleiht sogar dem Kranken, der keine Kraft mehr hat und kurz vor dem Zusammenbruch steht, neue Kraft. Er lässt nichts im Menschen zurück, was nicht verdaut wird, sondern verschafft ihm eine gute Verdauung, wenn er fleißig verzehrt wird, da er jede Nahrung aufgrund seiner guten Wärme verdaut..."*.

Afrikanisches Pyrethrum wird auch zur Linderung von Schmerzen wie Zahnschmerzen, nervösen Gesichtsschmerzen, Halsschmerzen usw. verwendet. Hildegard empfiehlt, diese Pflanze zur Behandlung von Verdauungsstörungen und parasitären Darmerkrankungen zu verwenden. Schließlich ist Pyrethrum ein wirksames natürliches Mückenschutzmittel.

Für seine Wirkung als Stärkungsmittel empfiehlt Hildegard, regelmäßig eine Prise Pyrethrum über die Speisen zu streuen oder morgens eine Brühe aus den Wurzeln in Weißwein und Honig zu trinken.

Vorsichtsmaßnahmen: Es ist verboten, mehr als 2 g Pyrethrum pro Tag zu verwenden, da es dann giftig ist und wiederholtes Niesen verursachen kann.

b) Feldsalat (Thymus serpyllum)

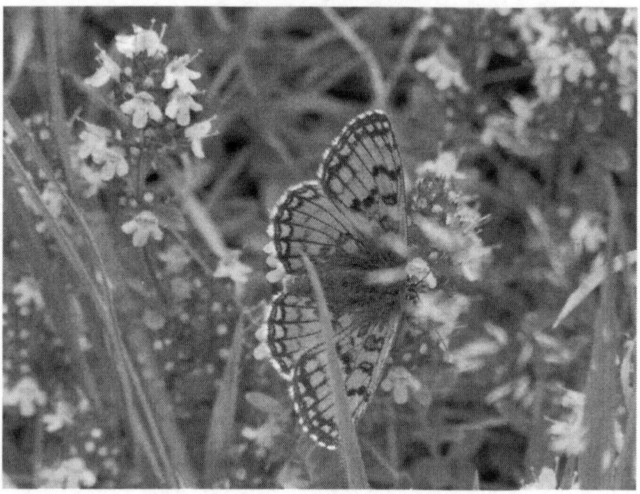

- Beschreibung und Eigenschaften :

Diese Heilpflanze ist eine der bekanntesten Wildpflanzen. Sie wird seit langem als ein Gewürz mit stärksten Aromen verwendet und auch als Zierpflanze angebaut.

Der Schlangenwurz ist eine essbare Pflanze. Aus ihren Blüten und Blättern, die reich an aromatischen Substanzen (Thymol, Cymol und Pinen) sind, wird ein ätherisches Öl gewonnen. Die Pflanze hat die gleichen Eigenschaften wie Thymian, d.h. sie wirkt antiseptisch auf die Atemwege, verdauungsfördernd und belebend.

- Verwendung und Indikationen :

Im Mittelalter wurde der Quendel in vielen Heilmitteln verwendet. Hildegard berichtete über diese Pflanze: "*Wer krankes Fleisch hat, so dass es juckt wie die Krätze, der nehme Serpolet und esse es oft mit Fleisch oder gekocht in Gemüse, und sein Fleisch wird von innen heraus gepflegt werden und heilen...*". Die Äbtissin empfiehlt ein heißes Bad mit Serpolet, um schlechte Laune, Melancholie und Alpträume zu lindern, Muskel- und Gelenkschmerzen zu lindern, Gehirnstörungen zu behandeln und Lepra zu beheben.

Sie empfiehlt die Pflanze auch zur Behandlung von Hauterkrankungen, indem sie eine Salbe aus dem bei Neumond geernteten Saft der Kreuzdornpflanze und Butter auf Hautläsionen wie kleine Flecken oder Schuppen auf der Kopfhaut von Babys aufträgt.

Hildegard rät, bei geistiger und körperlicher Erschöpfung einen warmen, mit Honig gesüßten Schlangenwurztee zu trinken. Er hilft, die Energie zu steigern und Anämie zu bekämpfen. Dieser Tee ist auch wirksam, um die Verdauung zu fördern, Magenschmerzen zu lindern, den Mund zu desinfizieren, Husten zu lindern und Halsschmerzen zu beheben. Schlangenwurz kann inhaliert werden, um die Atemwege bei Erkältungen zu desinfizieren.

c) Petersilie (Petroselinum crispum)

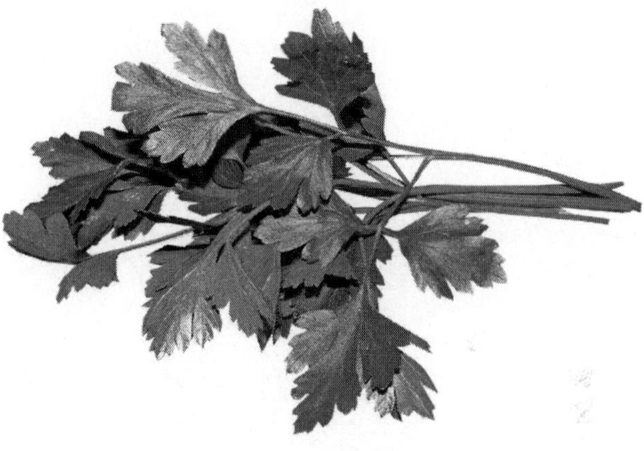

- Beschreibung und Eigenschaften :

Neben ihrer aromatischen Verwendung in der Küche ist die Petersilie seit der Antike auch für ihre interessanten medizinischen Eigenschaften bekannt.

Petersilie hat eine starke antioxidative Wirkung, ihre Blätter sind reich an Vitamin A und C, sowie an Mineralstoffen wie Kalium, Kalzium, Magnesium und Eisen. Petersilie ist bekannt für ihre verdauungsfördernden, harntreibenden, antiseptischen, tonischen und cholagogischen Eigenschaften (fördert den Abfluss der Galle in den Darm).

- Verwendung und Indikationen :

Hildegard wies in ihren Schriften darauf hin, dass die Petersilie *"durch Wind und Feuchtigkeit"* wächst, weshalb sie empfahl, sie roh statt gekocht zu verzehren. Hildegard misst der Petersilie in ihren Schriften eine große Bedeutung bei. Sie sagte: *"Petersilie mildert das Fieber, wenn es nicht zu stark ist"*. Sie empfahl sie zur Senkung des Fiebers, zur Linderung von Milzbeschwerden, zur Behandlung von Magenbeschwerden und Nierensteinen.

Hildegard stellt ein Rezept für ein Petersilienelixier vor, das wirksam ist, um den Blutdruck auszugleichen, Energie bei körperlicher und geistiger Erschöpfung zu liefern, Schlaflosigkeit und nervöse Störungen zu lindern und Herz-Kreislauf-Erkrankungen zu behandeln.

Das Petersilienelixier kann wie folgt zubereitet werden:

1. Geben Sie 1 Flasche Bio-Rotwein (oder Traubensaft) in einen Topf, ein halbes Bund Bio-

Petersilie, 3 Esslöffel Bio-Honig (nur es der Wein ist) und 1 Esslöffel Weinessig.

2. 5 Minuten lang aufkochen, dann abseihen, abkühlen lassen und in einer luftdichten Flasche im Kühlschrank aufbewahren.

Als Präparat auf die Haut oder das Haar aufgetragen, entfernt Petersilie Unreinheiten und lindert Rötungen. Um einen Insektenstich zu lindern, hilft der Saft von zerriebenen Petersilienblättern. Petersilie hilft auch bei Mundgeruch, wenn Sie sie kauen.

Die Lotion zur Anwendung auf der Haut kann wie folgt zubereitet werden:

1. Bringen Sie einen halben Liter Wasser mit einem Bund Bio-Petersilie 15 Minuten lang bei schwacher Hitze zum Kochen.

2. Lassen Sie die Lotion abkühlen und tragen Sie sie morgens und abends auf und bewahren Sie sie 5-6 Tage lang in einer luftdichten Flasche im Kühlschrank auf.

Petersilientee wirkt gegen Blasenentzündungen, reguliert den Menstruationsfluss und lindert die damit einhergehenden Schmerzen.

d) Wermut (Artemisia absinthium)

- Beschreibung und Eigenschaften :

Diese Pflanze ist sehr ästhetisch, hat einen extrem bitteren Geschmack und verströmt einen angenehmen Moschusduft. Sie enthält Gerbstoffe, Vitamin C und ist sehr reich an Flavonoiden, welche starke Antioxidantien sind, die die Zellen vor freien Radikalen schützen.

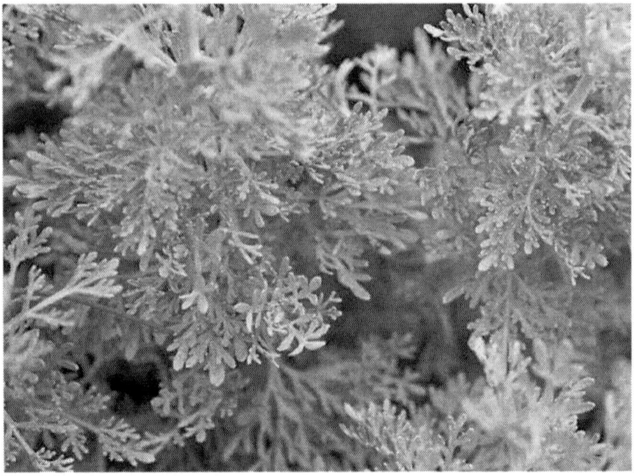

Absinth ist seit der Antike für seine dekorativen, medizinischen, aromatischen, tonischen, antiseptischen, entzündungshemmenden, antibakteriellen, antiviralen, wurmabtötenden und insektenabwehrenden Eigenschaften bekannt. Seine ausgeprägte Bitterkeit stimuliert die Gallensekretion im Darm.

- Verwendung und Indikationen :

Hildegard hatte ein großes Interesse an Absinth. Sie empfiehlt Wermutwein zur Stimulierung der Immunität des Körpers, zur Stärkung der Funktion der lebenswichtigen Organe und zur Vorbeugung von Atemwegserkrankungen. Sie schreibt das Rezept für den Wein vor: "*Wenn der Wermut noch jung ist, zerdrücken Sie ihn und pressen Sie den Saft mit einem Tuch aus. Kochen Sie den Wein mit etwas Honig und gießen Sie den Saft in den Wein, so dass der Geschmack des Safts den des Weins mit Honig dominiert und trinken Sie ihn jeden dritten Tag von Mai bis Oktober vor dem Essen. Er wird Ihnen Ihre Melancholie nehmen, Ihre Augen klären, Ihrem Herzen Kraft geben, Ihre Lungen vor Schwäche bewahren, Ihren Magen erwärmen, Ihren Darm reinigen und eine gute Verdauung gewährleisten*".

Hildegard verwendete Wermut auch in anderen Formen, z.B. als Öl oder Balsam. Wermutöl ist besonders wirksam bei der Behandlung von Husten, insbesondere bei kleinen Kindern. Sie erklärt die Zubereitung von Wermut-Olivenöl: "*Wermut zerstoßen und den Saft im Verhältnis 2:1 mit Olivenöl mischen; in einem Glasgefäß in der Sonne erhitzen und so das ganze Jahr über aufbewahren. Und wenn man an der Brust leidet und hustet, reibt man sich mit dieser Salbe ein. Wenn man Schmerzen in den Seiten hat, reibt man sich damit ein und diese Salbe heilt innerlich und äußerlich.*

Die Wermutsalbe wurde zur Behandlung von Rheuma, Arthritis und Arthrose verwendet. Hildegard beschreibt die Zubereitung dieser Salbe: "*Man kann*

Wermut in einem Mörser zerstoßen, um Saft zu erhalten, und Fett und Mark von Hirschen dazugeben, vier Teile Saft auf zwei Teile Fett und einen Teil Mark. Wenn Sie einen starken Gichtanfall haben, der Ihre Gliedmaßen zu zerbrechen droht, reiben Sie sich mit dieser Salbe am Feuer ein und Sie werden geheilt werden".

Als Tee fördert Wermut die Verdauung, regt den Appetit an und lindert Menstruationsschmerzen.

Vorsichtsmaßnahmen für den Gebrauch: Vermeiden Sie zu hohe Dosen, welche Übelkeit und Erbrechen verursachen können; Wermut verursacht auch Kopfschmerzen bei Personen, die empfindlich auf Bitterstoffe reagieren. Außerdem verstärkt er die Wirkung von Alkohol. Er wird nicht für schwangere Frauen und während der Stillzeit empfohlen.

e) Lavendel (Lavandula officinalis)

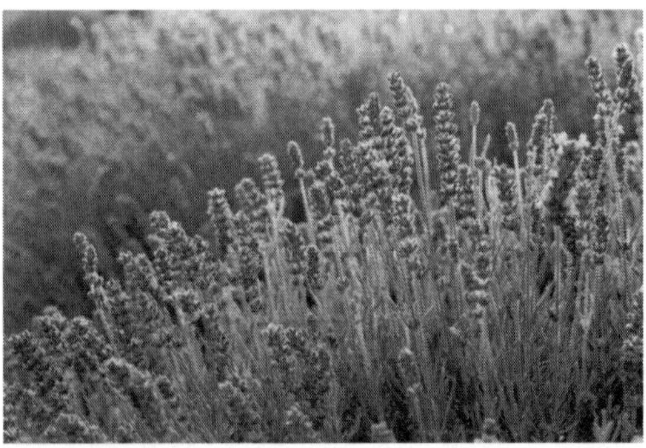

- Beschreibung und Eigenschaften :

Die Lavendelblüten mit ihrem bezaubernden Duft werden von Parfümeuren und Gärtnern als Zierpflanze, aber auch als Heilpflanze verwendet. Sein ätherisches Öl wird häufig in der Parfümindustrie verwendet. Außerdem produziert der Lavendel einen hellen, cremigen und sehr süßen Honig.

Sein ätherisches Öl hat beruhigende, krampflösende, antidepressive, wundheilende, tonikardiale, antiseptische, karminative, cholagogische, diuretische und schweißtreibende Eigenschaften. Der Duft von Lavendel vertreibt Mücken und viele weitere Insekten.

- Verwendung und Indikationen :

Hildegard von Bingen schreibt: "*Der Lavendel ist warm und trocken, und seine Wärme ist gesund. Wenn man Lavendel mit Wein kocht - oder wenn man keinen Wein hat, Wasser und Honig - und ihn oft lauwarm trinkt, lindert man die Schmerzen der Leber und der Lunge sowie die Dämpfe der Brust; man erhält auch reines Wissen und einen reinen Geist...*". Lavendel kann also Kopfschmerzen, Schmerzen der lebenswichtigen Organe, rheumatische Schmerzen und Verdauungsstörungen lindern.

Lavendelöl wird häufig zur Behandlung von Rheuma eingesetzt. Massieren Sie damit einfach die schmerzenden Stellen, um sie zu beruhigen. Ein Bad in Lavendelöl wird empfohlen, um Stress abzubauen, gegen Schlaflosigkeit zu wirken, aber auch Verbrennungen zu lindern und Wunden zu heilen. Bei Mückenstichen hilft das Auftragen von ätherischem Lavendelöl auf den Stich, den Stich zu beruhigen. Es kann wie folgt zubereitet werden:

1. Geben Sie 50 g getrocknete Lavendelblüten in eine Glasflasche.

2. Geben Sie einen halben Liter Olivenöl in die Flasche und verschließen Sie diese.

3. Lassen Sie das Präparat eine Woche lang in der Sonne ziehen, indem Sie die Flasche einmal täglich umrühren.

4. Filtern Sie den Inhalt und bewahren Sie das Öl an einem dunklen Ort auf.

Lavendeltee wird zur Linderung von nervösen Störungen wie Migräne, Angstzuständen und Schlaflosigkeit zubereitet. Er wirkt gegen Blähungen im Darm und bei Erkrankungen der Atemwege.

Die Zubereitung von Lavendeltee ist sehr gebräuchlich und einfach. Übergießen Sie einfach 1 Teelöffel getrocknete Lavendelblüten mit einer Tasse kochendem Wasser, lassen Sie den Tee 10 Minuten ziehen und trinken Sie ihn.

Hildegard empfiehlt den Verzehr von Lavendelwein auch zur Behandlung von Lebererkrankungen. Hier ist das Rezept für die Zubereitung von Lavendelwein zu Hause:

1. Kochen Sie 2 Esslöffel frischen oder getrockneten Lavendel in einem Liter Wein für 5 bis 10 Minuten.

2. Filtern Sie die Mischung und bewahren Sie sie in einer luftdichten Flasche auf.

3. Trinken Sie ein kleines Glas Lavendelwein als Aperitif oder Digestif, aber nicht zu viel.

Schließlich sind Lavendelblüten als Tee (5 g in einem Liter kochendem Wasser) wirksam bei der Behandlung von Asthma, Bronchitis und Schwindel.

f) Salbei (Salvia officinalis)

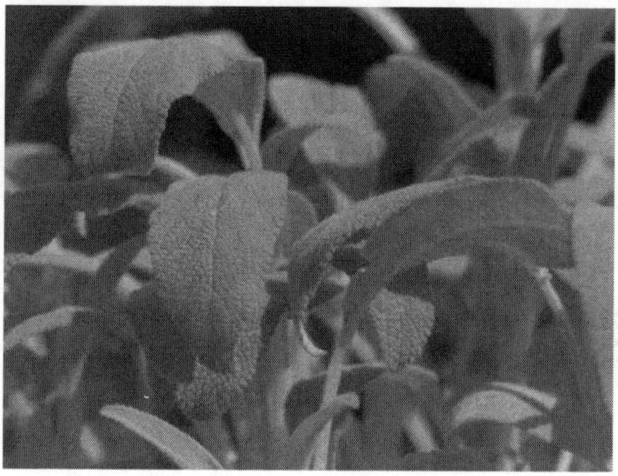

- Beschreibung und Eigenschaften :

Ein bekanntes Sprichwort fasst die medizinischen Eigenschaften des Salbeis zusammen: *"Wer Salbei in seinem Garten hat, braucht keinen Arzt"*. Diese

Pflanze wird im Lateinischen "*salvare*" genannt, was so viel wie retten oder heilen bedeutet.

Salbei hat starke antiseptische, krampflösende, wundheilende, emenagogische, blutzuckersenkende, antihämorrhagische, schweißhemmende, fiebersenkende, verdauungsfördernde und antioxidative Eigenschaften.

Das ätherische Öl von Salbei hat bakterizide, antivirale und antimykotische Eigenschaften.

<u>- Verwendung und Indikationen :</u>

Schon in der Antike wurde Salbei wegen seiner medizinischen Eigenschaften verschrieben, z.B. zur Reinigung von Wunden, zur Behandlung von Schlangenbissen, zur Reinigung von Geschwüren und zur Behandlung von Husten. Hildegard schreibt über den Salbei: "*Der Salbei ist von warmer und trockener Natur. Er ist gut zu essen, sowohl roh als auch gekocht, für diejenigen, die unter schädlichen Stimmungen leiden, denn er beruhigt die Stimmungen...*".

Die Visionärin empfiehlt diese Pflanze in verschiedenen Formen:

Salbeitee lindert Zahnschmerzen (durch ein Mundbad), beruhigt Halsschmerzen, behandelt Aphten, reduziert Bronchialsekretion, verringert Magenkrämpfe und lindert Darmschmerzen. Bei Frauen reguliert Salbeitee den Menstruationszyklus und lindert die Beschwerden der Menopause.

Um diesen Tee zuzubereiten, lassen Sie 20 g Salbeiblätter und -blüten in 1 Liter kochendem Wasser 10 Minuten lang zugedeckt ziehen und trinken Sie bis zu 3 Tassen pro Tag.

Zur Behandlung von Aphten ist eine Mundspülung wirksam: Kochen Sie eine Handvoll Blüten und Blätter in 1 Liter Wasser für 10 Minuten, kühlen Sie ab und spülen Sie den Mund damit aus.

Die aus Salbei hergestellte Salbe wird auf die Haut aufgetragen, um Wunden und Prellungen sowie Ekzeme zu behandeln.

Um die Salbe zuzubereiten, kochen Sie 40 ml Öl, in dem der Salbei eingeweicht wurde, mit 1 Teelöffel Bienenwachs. Rühren Sie ständig um, bis das Wachs geschmolzen ist. Gießen Sie die Salbe in einen kleinen Topf, kühlen Sie sie ab und verschließen Sie sie.

Die getrockneten und geräucherten Blätter können bei Asthmaanfällen helfen.

Vorsichtsmaßnahmen: Salbei ist nicht für schwangere und stillende Frauen sowie für Epileptiker geeignet.

g) Schafgarbe (Achillea millefolium)

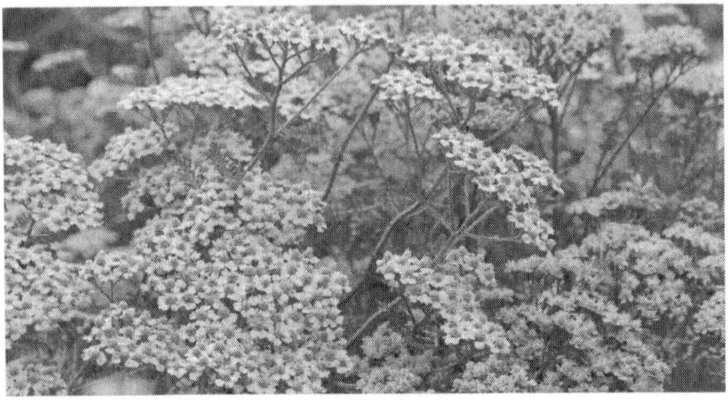

- Beschreibung und Eigenschaften :

Diese aromatische Pflanze, die sich durch ihren besonderen Kampfergeruch auszeichnet, besitzt eine Vielzahl an medizinischen Eigenschaften. Ihre Blüten sind reich an ätherischen Ölen, Gerbstoffen und Flavonoiden. Seine Eigenschaften sind erstaunlich: wundheilend, entzündungshemmend, spasmolytisch, antidiabetisch, schmerzlindernd, blutstillend, emenagogisch, choleretisch und antimykotisch.

In der Küche können die aromatischen Blätter aufgrund ihres scharfen und kampferartigen Geschmacks gut zu Fleisch- und Fischgerichten hinzugefügt werden.

- Verwendung und Indikationen :

Die Schafgarbe gehört zu den ältesten Heilpflanzen, die von den Menschen wegen ihrer medizinischen Eigenschaften genutzt werden. Hildegard empfiehlt die Schafgarbe zur Heilung von Wunden und zur Blutstillung. Sie schrieb: "*Die Schafgarbe heilt innere und äußere Wunden...*". "*Jeder, der im Inneren seines Körpers verletzt ist, sei es durch ein Messer oder eine andere innere Verletzung, sollte einen Tee aus Schafgarbenkraut zubereiten und diesen trinken. Wenn es ihm besser geht, soll er ihn weiterhin in Pulverform mit dem Wein für das Herz trinken, bis er geheilt ist...*".

Als Tee lindert Schafgarbe Verdauungsbeschwerden wie Appetitlosigkeit und Blähungen und lindert Menstruationsschmerzen.

Zubereitung von Schafgarbentee: Lassen Sie 3 bis 4 Teelöffel getrocknete Blüten oder Blätter in einem halben Liter kochendem Wasser ziehen, trinken Sie nach 10 Minuten Ziehzeit 2 bis 3 Tassen täglich zwischen den Mahlzeiten.

Das Auftragen eines konzentrierten Schafgarbentees auf die Haut hilft bei der Wundheilung, stoppt Nasenbluten und behandelt Hämorrhoiden. Er ist auch bei Verstauchungen wirksam. Tränken Sie dazu Kompressen mit dem Tee (siehe Zubereitung des Tees) und legen Sie sie auf die Haut.

Aus dieser Pflanze kann eine Tinktur hergestellt werden, die äußerlich zur Linderung von Schmerzen und Hauterkrankungen wie Risse, Sprünge und Stiche verwendet werden kann.

Um diese Tinktur zuzubereiten :

1. 1. Geben Sie 100 g Schafgarbenpflanze auf den Boden eines luftdicht verschlossenen Glases.

2. 2. Geben Sie 200 ml 90%igen Alkohol in das Glas.

3. Schütteln Sie jeden Tag gut durch und stellen Sie das Präparat an einen dunklen Ort.

4. Pressen, nach 15 Tagen filtern und aufbewahren.

Vorsichtsmaßnahme für den Gebrauch: Schwangeren Frauen wird vom Verzehr abgeraten, ebenso Epileptikern und Kindern unter 12 Jahren.

4) Die besten Rezepte aus der Küche Hildegards für die Pflege Ihrer Gesundheit

Sie haben sich entschieden, Ihre Essgewohnheiten zu ändern und sind sich bewusst, dass eine gesunde Ernährung eine der wichtigsten Säulen für eine perfekte Gesundheit ist. Es fehlt Ihnen jedoch an Inspiration und Ideen für Gerichte.

In diesem Teil teilen wir mit Ihnen Rezepte, die natürlich den Ernährungsprinzipien von Hildegard folgen, d.h. die auf den von der Äbtissin empfohlenen Nahrungsmitteln basieren, um für Ihre Gesundheit und die Ihrer Familie zu sorgen. Außerdem sind diese Rezepte einfach, schnell und lecker zuzubereiten und immer an die Empfehlungen von Hildegard angepasst.

a) Vorspeise

Salat aus Fenchel und geriebenen Karotten mit Dinkelkörnern und Minze

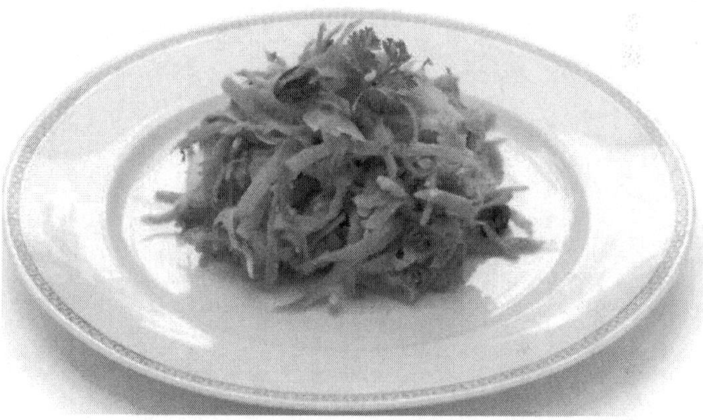

Vorbereitungszeit
10 Minuten

Zutaten für 4 Personen

- ✓ 2 Fenchelknollen
- ✓ 4 Karotten
- ✓ 1 kleine Gurke

- ✓ 1 Zitrone
- ✓ 1 ausgepresste Orange
- ✓ 1 Esslöffel Bio-Olivenöl
- ✓ 1 Esslöffel gekochte Dinkelkörner
- ✓ 1 Esslöffel gehackte frische Minze

Vorbereitung

1. Die Karotten putzen, schälen und raspeln.

2. Die Gurke entkernen, in kleine Scheiben und dann in Viertel schneiden.

3. Säubern Sie den Fenchel gut und schneiden Sie ihn in dünne Scheiben.

4. Geben Sie den Fenchel und die Gurke für 1 Minute in kochendes Wasser, gießen Sie sie ab und spülen Sie sie unter kaltem Wasser ab.

5. Geben Sie sie in eine Schüssel und beträufeln Sie sie mit einem halben Zitronensaft.

6. Die Orange sehr dünn schälen, dann mit einem Messer die Zesten entfernen und reiben.

7. Geben Sie die Orangenschale mit dem Olivenöl in die Schüssel und mischen Sie.

8. Streuen Sie die Dinkelkörner über die Mischung, fügen Sie die gehackte Minze hinzu und servieren Sie!

Zucchinicremesuppe mit Ziegenfrischkäse

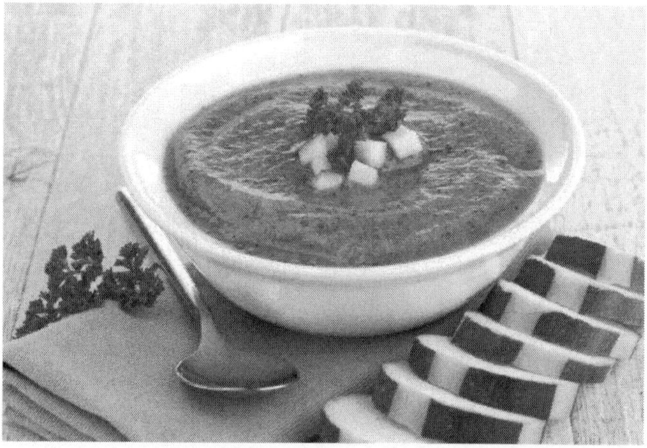

Vorbereitungszeit	Kochzeit
15 Minuten	25 min

Zutaten für 4 Personen

- ✓ 4 Zucchini
- ✓ 100 g Ziegenfrischkäse
- ✓ 1 Zwiebel
- ✓ 1 Knoblauchzehe
- ✓ 1 halber Liter Wasser
- ✓ 1 Esslöffel Bio-Olivenöl
- ✓ 1 Esslöffel Petersilie
- ✓ Eine Prise Salz
- ✓ Eine Prise Pfeffer

Vorbereitung

1. Waschen Sie die Zucchini und schneiden Sie sie in Stücke.

2. Schälen und schneiden Sie die Zwiebel und hacken Sie die Knoblauchzehe.

3. 3. Braten Sie die Zwiebel und den Knoblauch mit dem Olivenöl in einem Topf an.

4. Geben Sie die Zucchini hinzu, salzen und pfeffern Sie und rühren Sie den Inhalt 2 bis 3 Minuten um, bis die Zucchini eine goldbraune Farbe haben.

5. Gießen Sie das Wasser an, decken Sie es ab und kochen Sie es 15 bis 20 Minuten bei schwacher Hitze, bis die Zucchini weich sind.

6. Geben Sie alles in einen Mixer, fügen Sie den Ziegenfrischkäse hinzu und mixen Sie alles.

7. Schmecken Sie die Suppe nach Bedarf ab und servieren Sie sie heiß und mit Petersilie garniert.

Taboulé mit Dinkel und Tomaten

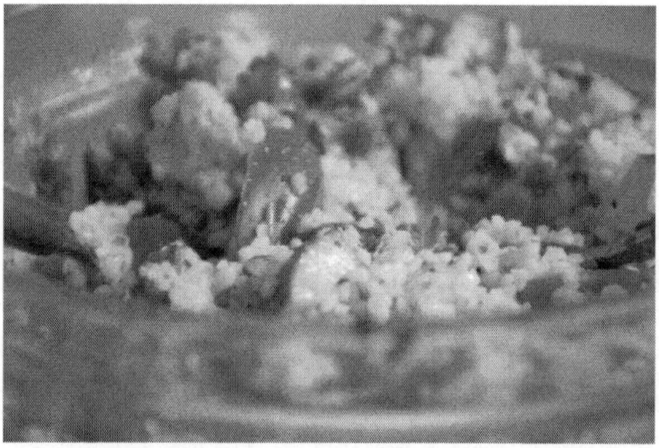

Vorbereitungszeit	Wartezeit	Kochzeit
15 Minuten	10 Nacht	20 min

Zutaten für 4 Personen

- ✓ 300 g Dinkel
- ✓ 3 Tomaten
- ✓ 1 Zwiebel
- ✓ 1 Knoblauchzehe
- ✓ 50 g Petersilie
- ✓ 1 kleiner Bund Schnittlauch
- ✓ 2 Esslöffel Zitronensaft
- ✓ 4 Esslöffel Bio-Olivenöl
- ✓ Eine Prise Salz
- ✓ Eine Prise Pfeffer
- ✓ 2-3 g Basilikum
- ✓ 2-3 g Rosmarin
- ✓ Eine Prise Galgant
- ✓ Eine Prise afrikanisches Pyrethrum

Vorbereitung

1. Weichen Sie den Dinkel über Nacht in einer Schüssel mit kaltem Wasser ein (oder mindestens 4 Stunden vor der Zubereitung).

2. Kochen Sie den Dinkel in einem Topf mit Salzwasser für ca. 20 Minuten bei mittlerer Hitze. Lassen Sie den Dinkel abtropfen und abkühlen.

3. Lassen Sie den gekochten Dinkel ca. 10 Minuten in heißem Wasser ohne Hitze quellen.

4. Schälen und schneiden Sie die Zwiebel, hacken Sie den Knoblauch, schneiden Sie die Tomaten in Brunoise und schneiden Sie den Schnittlauch.

5. Den Dinkel mit dem Gemüse in eine Schüssel geben, mischen, mit Olivenöl, Zitronensaft und den Gewürzen abschmecken.

6. Geben Sie die grob geschnittenen Basilikumblätter und eine Messerspitze Rosmarin hinzu.

b) Hauptgerichte

Spinatgratin mit Zucchini und Huhn

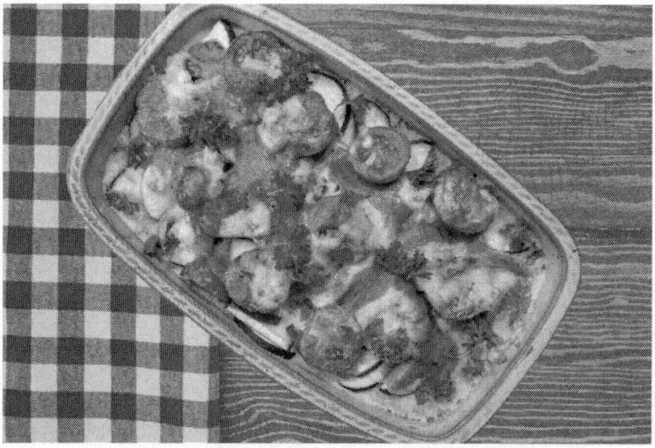

Vorbereitungszeit	Kochzeit
15 Minuten	30 Minuten

Zutaten für 4 Personen

- ✓ 800 g Spinat
- ✓ 2 Zucchini
- ✓ 400 g Hühnerbrust
- ✓ 100 g Schafskäse
- ✓ 1 Zwiebel
- ✓ 1 Tomate
- ✓ 1 Knoblauchzehe
- ✓ 2 Esslöffel Bio-Olivenöl
- ✓ 40 cl Hafersahne
- ✓ Eine Prise Salz
- ✓ Eine Prise Pfeffer

Vorbereitung

1. Den Spinat waschen, abtropfen lassen und hacken.

2. Schälen Sie die Zwiebel und schneiden Sie sie fein, hacken Sie den Knoblauch.

3. Zucchini waschen, in Scheiben schneiden und 10 Minuten in kochendes Salzwasser geben, dann abtropfen lassen.

4. Kochen Sie den Spinat mit dem Olivenöl und dem gehackten Knoblauch in einer Sauteuse bei mittlerer Hitze unter Rühren, bis das gesamte Wasser verdampft ist.

5. Die gehackte Zwiebel einige Minuten lang in einer anderen Pfanne mit Olivenöl 3 Minuten lang anbraten.

6. Schneiden Sie die Hähnchenbrust in Stücke, würzen Sie sie mit Salz und Pfeffer und lassen Sie sie in dieser Pfanne 10 Minuten lang braten.

7. Schneiden Sie die Tomate in dünne, gleichmäßige Scheiben.

8. Geben Sie alles in eine Auflaufform, bedecken Sie es mit der Hafersahne, den Tomatenscheiben und bestreuen Sie es mit dem geriebenen Schafskäse.

9. Backen Sie den Kuchen 25 min bei Thermostat 6 (180° C) und servieren Sie ihn warm.

Kabeljau-Rücken mit Fenchel und Orange

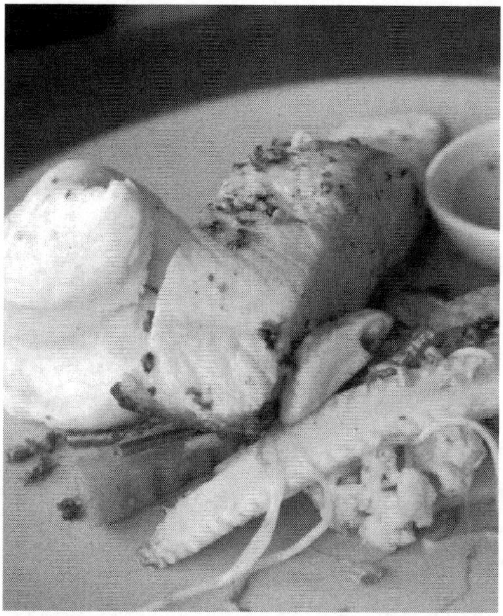

Vorbereitungszeit	Kochzeit
20 Minuten	50 min

Zutaten für 4 Personen

- ✓ 4 ganze Kabeljau-Rücken
- ✓ 4 mittelgroße Fenchel
- ✓ 4 Saftorangen
- ✓ Eine halbe Zitrone
- ✓ 200 g Gemüsebrühe
- ✓ Eine Prise Salz
- ✓ Eine Prise Pfeffer
- ✓ Eine Prise Galgant

Vorbereitung

1. 1. Den Fenchel waschen und in Streifen schneiden.

2. 2. Legen Sie die Fenchelstücke in eine Auflaufform.

3. 3. Gießen Sie den Saft einer Orange, den Saft einer halben Zitrone und die Gemüsebrühe über den Fenchel.

4. Schieben Sie den Kuchen bei Thermostat-Stufe 7 (220° C) für etwa 30 Minuten in den Ofen.

5. Schälen Sie die restlichen 3 Orangen und schneiden Sie sie in Scheiben.

6. Nehmen Sie die Form aus dem Ofen, entfernen Sie den Saft, würzen Sie mit den Gewürzen (Salz, Pfeffer und Galgant) und entfernen Sie die Hälfte des Fenchels von der Form.

7. Legen Sie die Kabeljau-Rücken auf den restlichen Fenchel in der Schüssel.

8. Legen Sie eine Orangenscheibe auf jedes Kabeljaufilet.

9. Bedecken Sie den Inhalt der Schüssel mit dem Rest des Fenchels.

10. Gießen Sie den Saft darüber und backen Sie ihn erneut für 20 Minuten bei mittlerer Hitze.

Dinkel-Bulgur-Risotto mit Kürbis

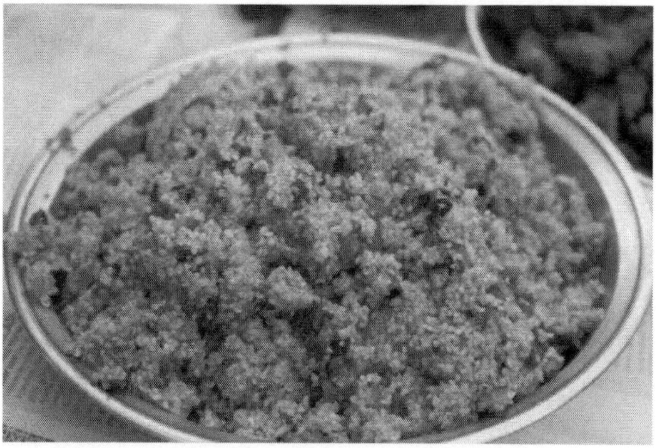

Vorbereitungszeit	Wartezeit	Kochzeit
15 Minuten	1 Nacht	30 Minuten

Zutaten für 4 Personen

- ✓ 200 g Dinkel-Bulgur
- ✓ 200 g roher Kürbis
- ✓ 1 Zwiebel
- ✓ Eine Knoblauchzehe
- ✓ 2 bis 3 Esslöffel frischer Koriander
- ✓ 2 Esslöffel Bio-Olivenöl
- ✓ Eine Prise Ingwer
- ✓ Eine Prise Kurkuma
- ✓ Eine Prise Salz
- ✓ Eine Prise Pfeffer

Vorbereitung

1. Weichen Sie den Dinkel über Nacht (oder mindestens 4 Stunden vor der Zubereitung) in einer Schüssel mit kaltem Wasser ein und lassen Sie ihn dann abtropfen.

2. 2. Den Kürbis waschen, schälen und in kleine Würfel schneiden.

3. 3. Schälen Sie die Zwiebel und schneiden Sie sie in sehr grobe Stücke.

4. Kochen Sie die Dinkelkörner in Olivenöl in einem Topf, bis sie Farbe annehmen.

5. Geben Sie den Knoblauch, den Ingwer, die Kurkuma und die gehackte Zwiebel hinzu und kochen Sie 5 Minuten.

6. Gießen Sie ein Glas Wasser und kochen Sie den Dinkel 10 Minuten lang.

7. Geben Sie den Kürbis zum Inhalt, Salz und Pfeffer und lassen Sie ihn ca. 10 Minuten bei schwacher Hitze offen kochen, bis er verdampft ist.

8. Mit frischem Koriander bestreuen, abschmecken und sofort servieren.

c) Desserts

Freude-Kekse

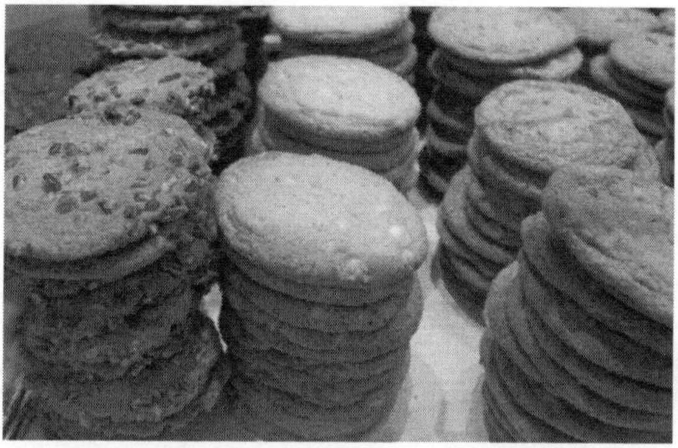

Vorbereitungszeit	Kochzeit
15 Minuten	15 min

Zutaten für ca. 30 Kekse

- ✓ 250 g Dinkelmehl
- ✓ 2 Eigelb
- ✓ 90 g Butter
- ✓ 80 g brauner Zucker
- ✓ 40 g Honig
- ✓ 10 g gemahlener Zimt (entspricht 4 Teelöffeln)
- ✓ 10 g zerstoßene Gewürznelke (entspricht 4 Teelöffeln)
- ✓ 10 g geriebene Muskatnuss (entspricht 4 Teelöffeln)
- ✓ Eine Prise Salz

Vorbereitung

1. Schmelzen Sie die Butter in einem Topf bei schwacher Hitze und fügen Sie den Zucker und den Honig hinzu.

2. Nehmen Sie den Topf vom Herd und fügen Sie die Eigelbe hinzu und schlagen Sie die Mischung, bis eine homogene Masse entsteht.

3. Geben Sie den Inhalt des Topfes mit dem Dinkelmehl in eine Schüssel, fügen Sie die Gewürze (Zimt, Nelken, Muskat und Salz) hinzu und verrühren Sie alles zu einem Teig, der sich vom Rand der Schüssel löst.

4. Rollen Sie den Teig auf einer bemehlten Arbeitsfläche aus und stechen Sie ihn mit einem Ausstecher in Form eines Glücklichmachers in Stücke.

5. Heizen Sie den Ofen auf Thermostat 6 (180° C) vor.

6. Legen Sie die Kekse auf ein mit Backpapier ausgelegtes Backblech.

7. Legen Sie den Kuchen in den Ofen und lassen Sie ihn etwa 15 Minuten backen.

Apfel-, Kastanien- und Zimtkompott

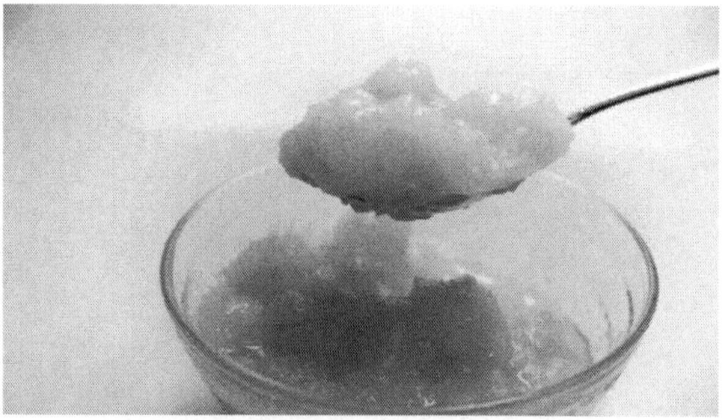

Vorbereitungszeit	Kochzeit
10 Minuten	50 min

Zutaten für 4 Personen

- ✓ 4 Äpfel
- ✓ 2 Handvoll rohe Kastanien (ca. 12 Stück)
- ✓ 10 g Butter
- ✓ 1 Teelöffel gemahlener Zimt

Vorbereitung

1. Kochen Sie die rohen Kastanien in einem Topf mit kochendem Wasser für ca. 40 Minuten.

2. Schälen Sie die Äpfel und schneiden Sie sie in Stücke.

3. Schmelzen Sie die Butter in einer Pfanne, fügen Sie die geschälten Äpfel hinzu und lassen Sie sie ca.

10 Minuten bei niedriger Hitze kochen, bis sie weich sind.

4. Schälen Sie die gekochten Kastanien und mixen Sie sie mit den geschmolzenen Äpfeln, bis eine homogene Textur erreicht ist. Fügen Sie das Zimtpulver hinzu. Lassen Sie das Ganze abkühlen und genießen Sie es.

Crumble aus schwarzen Johannisbeeren, Apfel und Roggen

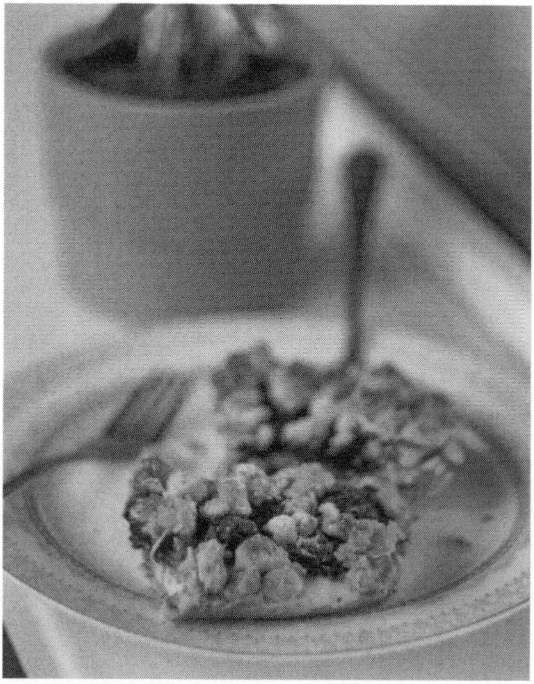

Vorbereitungszeit	Kochzeit
15 Minuten	20 min

Zutaten für 4 Personen

- ✓ 200 g Schwarze Johannisbeeren
- ✓ 4 Äpfel
- ✓ 70 g Roggenmehl
- ✓ 50 g gemahlene Mandeln
- ✓ 70 g weiche, halbgesalzene Butter
- ✓ 70 g brauner Zucker

Vorbereitung

1. Den Ofen auf Thermostat 6 (180° C) vorheizen.

2. Schälen Sie die Äpfel und schneiden Sie sie in kleine Würfel.

3. Waschen Sie die Johannisbeeren und entfernen Sie die kleinen Stiele.

4. Verteilen Sie die Früchte in einer Auflaufform.

4. Bereiten Sie den Streuselteig zu, indem Sie in einer Schüssel Zucker, Butter, gemahlene Mandeln und Roggenmehl mit den Fingerspitzen zu einem körnigen Teig verarbeiten.

5. Geben Sie den Streuselteig über die Früchte.

6. Schieben Sie den Kuchen für ca. 20 Minuten in den Ofen, bis der Streusel goldbraun und knusprig ist.

Teil 3 :

Hildegards Geheimnisse für Wohlbefinden und Schönheit

1) Zur Pflege einer glatten Haut ohne Pickel und Flecken

Die Haut stellt eine Barriere dar, die unseren Körper vor der Außenwelt schützt. Sie spielt eine wichtige Rolle beim Schutz vor schädlichen Einflüssen von außen, reguliert die Körpertemperatur und dient als Sinnesorgan, das die Form von Objekten, Temperaturunterschiede, Druck, Schmerz usw. wahrnimmt.

"*Die Haut ist der Spiegel der Seele*". Nach diesem Prinzip entwickelte Hildegard ihre Pflege, um Hautkrankheiten vorzubeugen und zu behandeln; ein Thema, das einen großen Einfluss auf das Wohlbefinden des Menschen hat.

In ihrem Werk *Causae et Curae* beschreibt Hildegard den Ursprung, den Verlauf und die Behandlung von Hautkrankheiten. Da sie ihrer Zeit voraus war, betrachtete sie Krankheiten als das Ergebnis einer unhygienischen Lebensweise, die von Stress, schlechter Laune, schlechten Ernährungsgewohnheiten und schlechten Umwelteinflüssen geprägt war.

Nach einem präventiven Ansatz legt die Visionärin großen Wert auf die Erhaltung einer perfekten Hautgesundheit und die Sicherung des Wohlbefindens. In diesem Zusammenhang empfiehlt sie die Anwendung von Rezepten und Präparaten, die eine gesunde Haut ohne Pickel, Flecken, Pilzinfektionen usw. zu erhalten helfen.

a) Ekzem

Für die Behandlung von Ekzemen nimmt Hildegard das Prinzip "*nass auf nass*" an. Daher sollte ein nässendes Ekzem mit einem feuchten Umschlag oder einer feuchtigkeitsspendenden Salbe behandelt werden.

Schlangenwurzsalbe

Zutaten

- ✓ 100 g Fett (oder eine Mischung aus Öl und Bienenwachs)
- ✓ 30 g gemahlener Schlangenbart

Vorbereitung

1. Schmelzen Sie das Fett in einem Wasserbad. Lassen Sie es abkühlen, geben Sie dann das Serpolet-Pulver hinzu und verrühren Sie es zu einer Salbe.

2. Gießen Sie es in einen Topf und lassen Sie es abkühlen.

Anwendung

Massieren Sie die Salbe dreimal täglich in die betroffenen Hautstellen ein. Tragen Sie die Salbe in einer dünnen Schicht auf, die über das Ekzem hinausgeht, und warten Sie einen Moment, bevor Sie sich anziehen.

Veilchencreme

Zutaten :

- 20 ml Veilchensaft
- 10 ml Olivenöl
- 30 g Fett (oder eine Mischung aus Öl und Bienenwachs)

Vorbereitung

1. Bringen Sie den Saft, das Öl und das Bienenfett oder -wachs in einem Wasserbad zum Kochen.

2. Entfernen Sie den flüssigen Teil des Überstandes.

2. Bearbeiten Sie den festen Teil mit den Fingerspitzen zu einem festen Balsam.

2. Füllen Sie die Creme in einen Topf, lassen Sie sie abkühlen und bewahren Sie sie an einem kühlen Ort auf.

Anwendung

Massieren Sie jeden Abend etwas Veilchencreme in die betroffenen Stellen ein.

b) Akne

Ätherisches Öl aus Teebaum

Eigenschaften

Teebaumöl ist das bekannteste Öl für die Pflege von unreiner Haut und die Referenz für natürliche Pflege gegen Akne. Es ist bekannt für seine reinigenden, antibakteriellen, antimykotischen und antiviralen Eigenschaften. Daher kann dieses ätherische Öl zur Behandlung einiger Hautinfektionen wie Akne, Pickel usw. verabreicht werden.

Anwendung

Geben Sie nach der Reinigung der Haut 2 bis 6 Mal täglich einen Tropfen mit einem Wattestäbchen auf jeden Pickel, um den Pickel auszutrocknen.

Vorsichtsmaßnahmen für den Gebrauch

Es ist verboten, dieses ätherische Öl bei schwangeren Frauen und Kindern ohne den Rat eines erfahrenen Naturheilkundlers zu verwenden.

Aloe Vera Gel

Eigenschaften

Aloe Vera ist reich an den Vitaminen A, B, C und E, Mineralien, Aminosäuren, Karotin und Salicylsäure und hat feuchtigkeitsspendende, beruhigende, weichmachende, wundheilende, entzündungshemmende und antiseptische Eigenschaften für die Haut. Daher hat sie eine starke Wirkung bei der Behandlung von Akneproblemen.

Anwendung

Nachdem Sie die Haut gründlich gereinigt haben, tragen Sie das Aloe Vera Gel (erhältlich in Apotheken oder Naturheilkundegeschäften) auf die Pickel auf und massieren es sanft ein.

c) Allergisch bedingte Hautausschläge

Kompressen aus Maulbeerblättern

Zubereitung des Dekokts

1. Kochen Sie 60 g (eine Handvoll) getrocknete Maulbeerblätter in einem Liter Wasser für 10 Minuten.

2. Filtern Sie den Inhalt und lassen Sie ihn abkühlen.

Anwendung

Tränken Sie eine sterile Kompresse mit dem Sud, wringen Sie sie aus und legen Sie sie auf die betroffene Stelle. Lassen Sie die Kompresse 15 Minuten lang einwirken.

2) Um das Haar gesund zu erhalten

Das Haar besteht zu 96% aus dem Protein Keratin, das dem Haar seine Struktur und Elastizität verleiht, indem es Schuppen bildet, und für den Haartyp verantwortlich sind. Wenn die Rolle des Keratins geschwächt wird, verändert sich das Haar und wird immer trockener, spröder und brüchiger.

Außerdem kann das Haar unter dem Einfluss verschiedener Umweltfaktoren, Infektionskrankheiten, aber auch unter Stress ausfallen.

In diesem Zusammenhang beschreibt Hildegard in ihrem Buch natürliche Rezepte zur Pflege von Haar und zur Reparatur von geschädigtem Haar.

a) Haarausfall

Lotion mit Pflaumenasche :

Eigenschaften

Die Asche aus der Rinde und den Blättern des Pflaumenbaums belebt die Kopfhaut, verlangsamt den Haarausfall, fördert das Nachwachsen und verleiht dem Haar ein glänzendes Aussehen.

Vorbereitung

Geben Sie 1 Glas Pflaumenbaumasche in 50 cl Wasser und lassen Sie es 24 Stunden lang ziehen. Diese Lotion ist auch als gebrauchsfertige Version erhältlich.

Anwendung

Schütteln Sie die Lotion vor Gebrauch und tragen Sie sie auf das feuchte Haar nach der Haarwäsche auf, indem Sie sanft die Kopfhaut einreiben. Spülen Sie die Lotion nicht aus und lassen Sie sie für 8 Stunden auf dem Haar. Die Anwendung erfolgt 1- bis 2-mal pro Woche in einer zweimonatigen Kur.

Brennnessel-Lotion

Eigenschaften

Die Brennnessel ist eine Pflanze, die reich an Mineralien, Spurenelementen (Schwefel, Zink, Kupfer, Eisen, Kieselsäure, Kalzium, Kalium) und den Vitaminen A, C, B2, B5 und B9 ist.

Die als ausgezeichnetes Haarstärkungsmittel bekannte Brennnessel hilft auch, die Talgproduktion auszugleichen, lindert Juckreiz und hilft, den Haarausfall zu reduzieren.

Zutaten :

- ✓ 100 g frische Brennnesselblätter
- ✓ Ein halber Liter Wasser
- ✓ Ein halber Liter 60-prozentiger Alkohol
- ✓ Ein halber Liter weißer Essig

Vorbereitung

Vermischen Sie die Brennnesselblätter mit Alkohol, Wasser und weißem Essig. Lassen Sie die Mischung 10 Tage lang ziehen und pressen Sie dann die Blätter aus, um den Saft zu extrahieren. Diese Lotion ist auch als gebrauchsfertige Version erhältlich.

Anwendung

Reiben Sie diese Lotion abends auf die Kopfhaut.

b) Schuppen

Apfelessig :

Eigenschaften

Da diese Flüssigkeit einen hohen Säuregehalt hat, kann sie den pH-Wert der Kopfhaut verändern, was die Produktion von Schuppen hemmt.

Vorbereitung

Mischen Sie ein Glas Apfelessig mit einem Glas Wasser in einer Sprühflasche.

Anwendung

1. Sprühen Sie diese Flüssigkeit auf Ihr Haar.

2. Bedecken Sie Ihren Kopf mit einem Handtuch und lassen Sie es für ca. 30 Minuten ruhen.

3. Waschen Sie Ihr Haar mit Ihrem gewohnten Shampoo und wiederholen Sie diese Anwendung zweimal pro Woche.

Haarmaske mit Bockshornkleesamen

Eigenschaften

Bockshornkleesamen sind reich an Proteinen und Aminosäuren, die für ein perfektes Haarwachstum sorgen und das Auftreten von Schuppen hemmen.

Vorbereitung

1. Legen Sie die Bockshornkleesamen über Nacht in 2 Tassen Wasser.

2. Nehmen Sie die Samen am nächsten Morgen aus dem Wasser, lassen Sie sie abtropfen und zerdrücken Sie sie zu einer Paste.

Anwendung

Tragen Sie die geformte Paste als Haarmaske auf das Haar auf. Nach etwa 30 Minuten spülen Sie das Haar aus und waschen es mit einem milden Shampoo oder Wasser.

c) Fettiges Haar

Ätherisches Öl von Salbei :

Eigenschaften

Dies ist das am besten geeignete ätherische Öl für fettiges Haar. Es reguliert die Bildung von Talg durch die Talgdrüsen, aber vor allem bekämpft es einen der Hauptfaktoren für unausgeglichene Haut: Stress.

Vorbereitung

Verdünnen Sie 5 Tropfen in 2 Esslöffeln Kokosnuss- oder Süßmandelöl.

Anwendung

Tragen Sie die Mischung auf die Kopfhaut auf, lassen Sie sie für ca. 20 Minuten einwirken und spülen Sie sie dann mit reichlich Wasser aus.

d) Trockenes Haar

Leinsamengel

Eigenschaften

Leinsamen sind reich an Omega-3-Fettsäuren und daher hervorragend für Ihr Haar geeignet. Sie nähren das Haar bis in die Tiefe und verleihen ihm Geschmeidigkeit und Glanz. Leinsamengel wird besonders für trockenes Haar empfohlen.

Vorbereitung

1. Stellen Sie ein halbes Glas Leinsamen mit 2 Gläsern Wasser in einem luftdichten Glas für 24 Stunden in den Kühlschrank.

2. Schütteln Sie das Glas regelmäßig.

3. Filtern Sie die Mischung, um das Leinsamengel zu erhalten.

Anwendung

Tragen Sie das Gel auf das Haar auf, nachdem es mit Shampoo gewaschen wurde. Kämmen Sie Ihr Haar anschließend durch.

3) Zur Erhaltung eines gesunden Mundes ohne Mundgeruch oder Zahnfleischbluten

In ihren Werken spricht Hildegard auch über die Bedeutung der Pflege von Mund und Zähnen und stellt Rezepte für reinen Atem, weiße Zähne und zur Linderung von Zahnschmerzen vor.

Sie empfiehlt, den Mund täglich mit klarem Wasser auszuspülen. Sie beschreibt Mittel zur Bekämpfung von Aphten oder anderen kleinen Wunden. Ferner rät sie, krummes Wasser zu vermeiden, da es Bakterien anzieht. Am besten, so die Äbtissin, sei es, einige Pflanzen hinzuzufügen.

In diesem Zusammenhang schreibt die Äbtissin in *Causae et curae*: *"Wenn der Mensch seine Zähne nicht reinigt, indem er sie oft mit Wasser wäscht, wächst der Belag zwischen den Zähnen und nimmt an Volumen zu; dadurch wird das Fleisch krank, und wegen des Belags, der zwischen den Zähnen gealtert ist, entwickelt sich manchmal Ungeziefer in den Zähnen"*.

a) Mundgeruch

Gewürznelke

Eigenschaften

Die Gewürznelke hat antiseptische, antibakterielle und lokalanästhetische Eigenschaften. Sie hilft bei der Bekämpfung von Mundgeruch, aber auch bei der Vorbeugung von Zahninfektionen.

Anwendung

Kauen Sie 5 Minuten lang eine Nelke.

Zimt

Eigenschaften

Zimt hat antibakterielle Eigenschaften; er zerstört die Bakterien im Speichel und verbirgt schlechten Atem;

Vorbereitung

1. Kochen Sie einen Teelöffel Zimt in einem Glas Wasser für 10 Minuten.

2. Filtern und abkühlen lassen.

Anwendung

Verwenden Sie die erhaltene Lösung zweimal täglich als Mundspülung.

b) Zahnen bei Babys

Bernsteinöl

Eigenschaften

Bernstein ist ein natürliches Pflanzenharz, das reich an Kampfer und Jod ist und für seine wundheilenden, reinigenden, beruhigenden und schlaffördernden Eigenschaften bekannt ist. Es wird empfohlen, um die Schmerzen der ersten Zähne bei Babys zu bekämpfen.

Vorbereitung

Legen Sie einen Rohbernstein mindestens eine Woche vor der Anwendung in Bio-Jojobaöl ein.

Anwendung :

1. Erwärmen Sie das Öl zwischen Ihren Händen, damit es sich sanfter anfühlt.

2. Massieren Sie das Öl während des Zahnens einmal täglich sanft in die Wangen und den Körper Ihres Babys.

c) Zahnschmerzen

Zimt

Vorbereitung

Vermischen Sie 2 Esslöffel Honig mit 1 Teelöffel Zimtpulver zu einer Paste.

Anwendung

Tragen Sie diese Paste 2 oder 3 Mal täglich auf den Zahn auf, um Zahnschmerzen zu lindern.

d) Zahn- und Zahnfleischpflege

Wein aus der Asche von Weinrebenholz

Eigenschaften

Sehr empfehlenswert zur Linderung von Zahnschmerzen und hat eine entzündungshemmende Wirkung auf entzündetes Zahnfleisch.

Vorbereitung

Mischen Sie die Asche von Weinrebenholz mit warmem Weißwein.

Anwendung

Nehmen Sie einen kleinen Schluck des Präparats, um Mund und Zähne zu spülen, und reinigen Sie sie dann 2 Minuten lang mit der Zahnbürste. Schlucken Sie den Wein nicht mehr, sondern spucken Sie ihn aus. Schließlich spülen Sie Mund und Zähne nach der Behandlung nicht aus, um einen angenehmen Geschmack im Mund zu hinterlassen. Wenden Sie diese Behandlung 1 Mal täglich an, am besten abends, vor allem vor dem Schlafengehen.

e) Mundgeschwüre oder Aphten

Mohnsamen

Eigenschaften

Mohnsamen sind reich an den Vitaminen A, C und E und haben die Fähigkeit, die Immunität des Körpers zu stärken und die Neigung zur Entwicklung von bakteriellen und viralen Infektionen zu verringern.

Vorbereitung

Vermischen Sie den gemahlenen Mohn mit etwas Kokosnusszucker. Fügen Sie etwas Wasser hinzu, um eine dickflüssige Paste herzustellen und kochen Sie diese dann.

Anwendung

Nehmen Sie diese Paste zur Heilung von Aphten.

Teil 4 : Hildegards Heilmittel zur Vorbeugung und Behandlung von Krankheiten

Hildegards Medizin ist nicht nur präventiv, sondern auch kurativ. Gemäß der Tradition von Hippokrates möchte die Äbtissin den Leser ihrer Schriften in die Lage versetzen, zuerst eine Diagnose und dann eine Prognose zu stellen.

Hildegard unterscheidet vier menschliche „Stimmungen" (Humores): Blut, Lymphe, gelbe Galle und schwarze Galle. Diese Stimmungen werden mit den vier Elementen Feuer, Luft, Erde und Wasser in Beziehung gesetzt, die ihrerseits mit vier Qualitäten verbunden sind (Feuer, heiß und trocken) (Luft, heiß und feucht) (Erde, kalt und trocken) (Wasser, kalt und feucht). Die Dominanz einer „Stimmung" in einer Person führt zu einem Temperament, das entweder sanguinisch, gallig, melancholisch oder phlegmatisch ist.

Daher ist die Krankheit nach Hildegard das Ergebnis eines Ungleichgewichts der Humores. Die Behandlung besteht darin, das Gleichgewicht wiederherzustellen. Alle ihre Diagnosen und Prognosen basieren auf dieser Theorie der Harmonie der Stimmungen. Zum Beispiel kann man an der Rötung oder Blässe der Haut, an der Dünnheit oder Fettleibigkeit einer Person erkennen, dass das Ungleichgewicht der Stimmungen die Ursache der Krankheit ist. Ein weiteres Beispiel, das die Essenz seiner Behandlungen zeigt: Wein wärmt Personen, die unter einem Übermaß an Kälte leiden, der Aderlass beseitigt ein Übermaß an schwarzer Galle.

In ihren Behandlungen stützt sich Hildegard auf die Verwendung von Pflanzen oder Tieren zur Heilung. Die Visionärin praktizierte auch die "Signaturenmedizin". In diesem Zusammenhang empfiehlt sie zur Heilung eines Organs eine Pflanze oder ein Tier, deren Farbe oder Form an das Organ oder die Krankheit erinnert. Hildegard setzt auch auf Energieübertragungen.

Neben der Pflanzenheilkunde wendet Hildegard auch andere Heilpraktiken an, wie z.B. die Lithotherapie, bei der sie Edelsteine nutzt, die nach Ansicht der Visionärin lebendige Elemente sind, da sie aus der Erde geformt werden. Sie nannte etwa zwanzig Steine, denen sie mystische Kräfte zuschrieb, die Stimmungen ausgleichen und Schmerzen lindern können.

Darüber hinaus empfiehlt Hildegard die Moxibustion als vorbeugende Praxis, um die Energie zu stimulieren und Giftstoffe aus dem Körper auszuscheiden. Schließlich schlägt Hildegard das Schröpfen oder den Aderlass als Behandlungsmethode vor, um bestimmte Krankheiten zu beheben und die Blutzirkulation, die Lymphe und die Körperenergie zu stimulieren.

In diesem Teil des Buches finden Sie die berühmtesten Rezepte, die von der Heiligen Hildegard von Bingen empfohlen wurden und die jeweils zur Vorbeugung oder Linderung einer bestimmten Krankheit geeignet sind.

1) Kopfschmerzen

a) Kur zur Linderung von Migräne

Zutaten

- ✓ 5 g Malvenblätter
- ✓ 10 g Salbeiblätter
- ✓ 20 ml Olivenöl oder Essig.

Vorbereitung

1. Hacken Sie die Blätter der Malve und des Salbeis sehr fein.

2. Fügen Sie das Olivenöl oder den Essig hinzu.

3. Kneten Sie die Mischung und filtern Sie sie dann.

Anwendung

Massieren Sie das Präparat vom Scheitel bis zum Nacken ein und wickeln Sie dann einen Schal oder eine Wollmütze darum. Wiederholen Sie die Behandlung 3 Tage lang jeden Abend vor dem Schlafengehen.

b) Behandlung von Kopfschmerzen in Verbindung mit Fieber

Zutaten

- ✓ 1 Teelöffel Lorbeerblätter
- ✓ 20 ml Wein

Vorbereitung

1. Die Lorbeerblätter in einem Mörser mit Wein zerdrücken.

2. Filtern Sie die Mischung.

Anwendung

Applizieren Sie das Präparat mehrmals täglich auf den Kopf, die Schläfen und die Stirn.

c) Behandlung von Kopfschmerzen als Folge eines Unfalls

Zutaten

- ✓ 1 Esslöffel Absinth-Saft
- ✓ 250 ml Wein

Vorbereitung

Vermischen Sie den Absinth-Saft mit dem Wein.

Anwendung

Massieren Sie die Mischung in den Kopf ein und wickeln Sie einen Schal oder eine Wollmütze um den Kopf.

2) Störungen der Atemwege

a) Vorbeugung von Grippe

1es Rezept

Zutaten

- ✓ 20 g Pelargonienpulver
- ✓ 10 g Muskatnusspulver
- ✓ 10 g Pyrethrum-Pulver

Vorbereitung und Verwendung

Mischen Sie alle Bestandteile und wenden Sie sie bei den ersten Anzeichen an:

- Bei Kopfschmerzen: Formen Sie ein Brot aus der Pulvermischung und nehmen Sie es zu sich.
- Im Falle von Niesen: Inhalieren Sie das gemischte Pulver mehrmals täglich.
- Bei Husten: Formen Sie aus der Pulvermischung Apfelpfannkuchen und essen Sie diese vor und nach dem Essen.
- Bei Erkältung des Körpers: Bereiten Sie einen Sud aus 250 ml Glühwein und 1 Teelöffel der Pulvermischung zu (3 Minuten lang ziehen lassen) und trinken Sie ihn.

2es Rezept

Zutaten

- ✓ Eine halbe Knoblauchzehe
- ✓ Eine Prise Ingwer
- ✓ 1 Teelöffel Honig
- ✓ 1 Esslöffel Zitronensaft

Vorbereitung

1. Geben Sie den Knoblauch und den Ingwer in eine Tasse mit köchelndem Wasser (kurz vor dem Kochen), decken Sie es ab und lassen Sie es 5 Minuten lang stehen.

2. Entfernen Sie den Knoblauch und den Ingwer und geben Sie den frisch gepressten Zitronensaft hinzu.

Für Kinder: Mischen Sie eine halbe Tasse dieser Mischung mit einer halben Tasse Trauben- oder Apfelsaft.

Anwendung

Trinken Sie das Getränk in kleinen Schlucken, solange es noch warm ist, vorzugsweise am Abend, etwa 1 Stunde vor dem Schlafengehen.

Für Personen, die bereits an Grippe leiden: Trinken Sie eine Tasse dieses Präparats dreimal täglich, vorzugsweise vor den Mahlzeiten.

b) Behandlung von Grippe und Erkältung

1es Rezept

Zutaten

- ✓ 20 g Fenchel
- ✓ 80 g feiner Dill

Vorbereitung

1. Vermischen Sie den Fenchel und den Dill.

2. Streuen Sie 1 Esslöffel dieser Mischung auf einen Dachziegel oder eine Tonziegel.

Anwendung

Erhitzen Sie die Mischung auf dem Feuer und atmen Sie den Rauch durch Nase und Mund ein. Formen Sie dann ein Brot mit der Mischung aus den restlichen Kräutern und essen Sie das Brot noch warm.

Wenden Sie dieses Rezept 15 Tage lang 1 Mal täglich an. Sie können diese Kur mit Dampfbädern kombinieren, die mit einem wässrigen Extrakt aus Kastanienblättern, -früchten und -schalen aromatisiert sind und zweimal pro Woche 10 Minuten lang durchgeführt werden.

2es Rezept

Zutaten

- ✓ 2 Tropfen ätherisches Eukalyptusöl
- ✓ 2 Tropfen ätherisches Öl von Ravintsara
- ✓ 2 Tropfen ätherisches Niaouliöl

Vorbereitung und Verwendung

Mischen Sie die ätherischen Öle in etwas Pflanzenöl und tragen Sie sie 3 Tage lang 4 Mal täglich auf den Brustkorb auf.

c) Behandlung von Halsentzündungen

Zutaten

- ✓ 2 Esslöffel Fenchel
- ✓ 2 Esslöffel Königskerze
- ✓ 1 Liter Weißwein

Vorbereitung

1. Mischen Sie den Fenchel und die Königskerze mit dem Wein.

2. 3 Minuten lang kochen, abseihen und in einer Thermosflasche warm halten.

Anwendung

Trinken Sie das Getränk nach und nach über den Tag verteilt.

d) Behandlung von chronischer Bronchitis und Husten

Zutaten

- ✓ 6 g getrocknetes Scolopender- (Farn-) Pulver
- ✓ 5 g langer Pfeffer (Piper longum)
- ✓ 20 g Zimt
- ✓ 100 g Honig
- ✓ 1 Liter Wein

Vorbereitung

1. In einem Topf mit Wein kochen Sie den Skolopender.

2. Gießen Sie den Honig in den Topf und kochen Sie die Mischung noch einmal auf.

3. Fügen Sie den langen Pfeffer und den Zimt hinzu und kochen Sie noch einmal (ein drittes Mal).

4. Filtern Sie die Mischung.

Anwendung

Trinken Sie 1 Woche lang dreimal täglich ein Schnapsglas dieses Getränks nach den Mahlzeiten und danach 6 Wochen lang jeweils ein Schnapsglas vor und nach den Mahlzeiten.

3) Gelenk- und Muskelbeschwerden

a) Kur zur Vorbeugung von Rheuma

Zubereitung der Quittenpüree-Kur

1. Schälen Sie die Quitten und schneiden Sie sie in Stücke.

2. Kochen Sie die Quittenstücke in einem Topf mit 3 Esslöffeln Wasser unter häufigem Rühren 40 Minuten lang. Gießen Sie während des Kochens etwas Wasser nach, wenn die Mischung am Boden des Topfes ansetzt.

3. Pürieren Sie die Früchte.

Anwendung

Nehmen Sie 1 Monat lang 1 Esslöffel ungesüßtes Quittenpüree auf einer Scheibe Brot und ein halbes Glas frischen Quittensaft zu den Mahlzeiten zu sich.

b) Behandlung von Arthritis der Finger

Zutaten

- ✓ 20 g Eschenblätter
- ✓ Ein halber Liter Wasser

Vorbereitung

1. Kochen Sie die Eschenblätter 5 Minuten lang in Wasser.

2. Filtern und abkühlen lassen.

Anwendung

Tränken Sie eine Kompresse mit diesem Präparat und legen Sie sie 1-2 Stunden lang direkt auf den schmerzenden Bereich.

c) Behandlung von Gicht

Zutaten

- ✓ 50 ml Spitzwegerichsaft Urtinktur
- ✓ 150 g Honig
- ✓ 1 Liter Wein

Vorbereitung und Verwendung

Mischen Sie die Urtinktur aus Spitzwegerichsaft, Honig und Wein. Trinken Sie ein Likörglas dieser Mischung vor jeder Mahlzeit, bis die Schmerzen verschwinden.

4) Gastrointestinale Störungen

a) Kur gegen Verdauungsstörungen

Zutaten

- ✓ 200 ml Pfingstrosen Urtinktur
- ✓ 50 ml Leinkraut Urtinktur
- ✓ 40 g Potentilla-Brei
- ✓ 600 ml Weinessig
- ✓ 3 Prisen Galgantpulver
- ✓ 3 Prisen weißer Pfeffer

Vorbereitung

1. Kochen Sie die Pfingstrosen-Tinktur, die Leinkraut-Tinktur, den Potentilla-Brei und den Weinessig 3 Minuten lang.

2. Filtern Sie den Inhalt, fügen Sie Galgant und weißen Pfeffer hinzu und bringen Sie die Mischung erneut zum Kochen.

Anwendung

Trinken Sie ein Schnapsglas dieser Zubereitung 1 Mal täglich, vorzugsweise vor dem Mittagessen, über einen Zeitraum von 5 Tagen. Versuchen Sie, das Getränk so lange wie möglich im Mund zu behalten, bevor Sie es schlucken.

Um eine optimale Wirkung der Kur zu gewährleisten, halten Sie sich an die folgende Diät: Trinken Sie 5 Tage lang eine Pfingstrosensuppe, die aus 20 ml dieser Mischung, einem Eigelb und einem Esslöffel Dinkelmehl, die in 250 ml Wasser gekocht werden, zu Beginn des Mittagessens besteht.

Lassen Sie 3 Esslöffel frischen Ysop in 1 Liter Wein 24 Stunden lang einweichen).

b) Behandlung von Magenschmerzen und Magengeschwüren

Zutaten

- ✓ 20 g Galgantpulver
- ✓ 10 g Ingwerpulver
- ✓ 5 g Kurkumawurzelpulver
- ✓ 1 kleines Glas Wein

Vorbereitung und Verwendung

Mischen Sie das Pulver von Galgant, Ingwer und Kurkuma. Geben Sie 3 Prisen dieser Pulvermischung in ein Likörglas Wein und trinken Sie das Getränk nach dem Essen.

c) Behandlung von Gastritis

Die Zutaten

- ✓ 10 g Muskat- und Salbeiblätter
- ✓ 6 g Minze
- ✓ 2 g Fenchelsamen
- ✓ 50 g Honig
- ✓ 1 Liter Weißwein

Vorbereitung

1. Kochen Sie die Muskat- und Salbeiblätter, die Minze, die Fenchelsamen und den Honig 5 Minuten lang in dem Weißwein.

2. Filtern und abkühlen lassen.

Anwendung

Trinken Sie 2 Schnapsgläser dieser Zubereitung zweimal täglich nach dem Mittag- und Abendessen.

5) Herz-Kreislauf-Erkrankungen

a) Behandlung von Herzproblemen

Zutaten

- ✓ 8-10 Zweige glatte Petersilie
- ✓ 1 Esslöffel Weinessig
- ✓ 3 Esslöffel Bio-Honig
- ✓ 1 Liter Bio-Rotwein (oder frischer Traubensaft)

Vorbereitung

1. Kochen Sie in einem Topf die Petersilie, den Weinessig und den Honig in Rotwein (oder Traubensaft, aber ohne Honig) für 5 Minuten.

2. Filtern Sie, lassen Sie die Zubereitung abkühlen und bewahren Sie sie im Kühlschrank auf.

Anwendung

Trinken Sie 1 Esslöffel dieser Zubereitung nach jeder Mahlzeit.

b) Behandlung von schlechter Durchblutung

Hildegard empfiehlt das Dachsfell zur Förderung der Durchblutung: "*Im Fell des Dachses liegt eine große Kraft*". "*Im Dachs ist die Kraft des Löwen*". "*Er hat eine große Kraft in seinem Fell. Machen Sie einen Gürtel daraus, tragen Sie ihn auf der nackten Haut und jede Krankheit wird in Ihnen verschwinden.*

Die Haut des Dachses wird empfohlen, um Rücken- und Gelenkschmerzen zu lindern, die Durchblutung der Füße und ihr Wohlbefinden zu fördern und kalte Extremitäten und Krampfadern zu bekämpfen.

Tragen Sie Artikel (Socken, Gürtel, Hausschuhe oder Einlagen aus Dachsfell...) aus Dachsfell, tagsüber können die Einlagen zu Hause verwendet werden, am besten barfuß.

6) Gesundheitsstörungen bei Frauen

a) Behandlung von starken und unregelmäßigen Perioden

Hildegard schrieb in ihren Werken über starke und unregelmäßige Menstruation: *"Wenn eine Frau unter einer zu starken und kurzen Menstruation außerhalb der regelmäßigen Termine leidet, soll sie ein Leinentuch in kühles Wasser tauchen und oft ihre Schenkel damit umwickeln, um sie zu kühlen, bis der übermäßige Blutfluss durch die Kälte des Leinentuchs und des kalten Wassers gestoppt wird. Außerdem sollte sie häufig die Venen ihrer Schenkel, ihres Bauches, ihrer Brust und ihrer Arme massieren und dabei leicht mit den Händen drücken, um das Blut auf den richtigen Weg zu zwingen.*

Tränken Sie ein Leinentuch in kühlem Wasser und wickeln Sie damit die Oberschenkel ein. Wiederholen Sie den Vorgang, wenn sich das Tuch erwärmt hat.

b) Behandlung des prämenstruellen Syndroms

Zutaten

- ✓ 1 Teelöffel große Kamille (Chrysanthemum parthenium) Urtinktur
- ✓ 1 Esslöffel Grieß oder Dinkelmehl
- ✓ 1 Esslöffel Butter

- ✓ Eine Prise Salz
- ✓ Eine Prise Pyrethrum
- ✓ 250 ml Wasser

Vorbereitung

1. Geben Sie die Urtinktur der großen Kamille, den Grieß oder das Dinkelmehl, die Butter, das Salz und das Pyrethrum sowie das Wasser in einen Topf.

2. Lassen Sie die Mischung 5 Minuten lang kochen.

Anwendung

Trinken Sie dieses Präparat zwei- bis dreimal pro Woche.

c) Behandlung von Schwangerschaftsübelkeit

Rezept für Kümmelkekse

Zutaten

- ✓ 100 g Vollkornmehl
- ✓ 1 Eigelb
- ✓ 1 Teelöffel Kreuzkümmelpulver
- ✓ 1 Teelöffel Anis oder Steinbrechpulver
- ✓ 1 Esslöffel Olivenöl
- ✓ Eine Prise Salz

Vorbereitung

1. Vermischen Sie das Mehl, den Kümmel, den Anis und das Salz in einer Schüssel. Geben Sie das Eigelb und das Öl hinzu und verarbeiten Sie es zu einem homogenen Teig.

2. Heizen Sie den Ofen auf Thermostat-Stufe 6 (180° C) vor.

3. Mit einem Ausstecher in der gewünschten Form kleine, flache Bällchen formen und auf Backpapier auf dem Backblech platzieren.

4. Legen Sie den Kuchen für 10 Minuten in den Ofen.

Anwendung

Verzehren Sie diese Kekse bei Übelkeit mehrmals täglich zusammen mit einer Portion Dinkelbrot.

d) Behandlung von Schwangerschaftsstreifen

Zutaten

- ✓ 30 g Veilchenzucker (Saft aus Veilchenblättern)
- ✓ 30 g Bienenwachs
- ✓ 10 ml Olivenöl

Vorbereitung

1. Geben Sie den Veilchenzucker, das Olivenöl und das Bienenwachs in einen kleinen Topf.

2. Bringen Sie die Mischung in einem Wasserbad zum Kochen.

3. Gießen Sie die Mischung in einen Topf, lassen Sie sie abkühlen und bewahren Sie den Balsam an einem kühlen Ort auf.

Anwendung

Massieren Sie den Veilchenbalsam ab dem 4^{en} Monat der Schwangerschaft jeden Abend in die betroffenen Stellen ein.

e) Vorbeugung von Dammrissen

Zutaten

- ✓ 1 ml ätherisches Rosenöl
- ✓ 100 ml Pflanzenöl (Ihrer Wahl)

Vorbereitung und Verwendung

Mischen Sie in einem Fläschchen das ätherische Öl mit dem pflanzlichen Öl und massieren Sie das Öl täglich ab dem 8^{en} Schwangerschaftsmonat auf den Dammbereich.

f) Kur für das Stillen

Hildegard empfiehlt stillenden Müttern täglich die folgende Nahrungskur: einen halben Liter Mandelmilch, Gemüse (Fenchel, Zucchini, Karotten, Rüben...), Obst (Äpfel, Birnen...) nach Belieben gekocht, Dinkel in allen Variationen (Korn, Brot, Teig, Reis...) und Fleisch (Geflügel, Ziege und Lamm).

7) Emotionale und psychologische Störungen

a) Behandlung von Depressionen und Ängsten

Zutaten

- ✓ 200 g frische Salbeiblüten
- ✓ 100 g frische Malvenblüten
- ✓ 200 ml Apfelessig
- ✓ 200 ml Olivenöl

Vorbereitung

1. Zerkleinern Sie die Blätter von Salbei und Malve.

2. Fügen Sie das Olivenöl und den Apfelessig hinzu.

3. Vermischen Sie die Mischung und lassen Sie sie 2-3 Tage ziehen.

4. Filtern Sie die Zubereitung und bewahren Sie das Öl in einer Flasche auf.

Anwendung:

Massieren Sie die Lotion in die Stirn und die Schläfen ein. Bei starker Depression oder Melancholie legen

Sie ein Tuch über den Kopf, das mit diesem Präparat getränkt wurde.

b) Behandlung von Müdigkeit, Erschöpfung und Gedächtnisschwäche

Zutaten

- ✓ 30 g frische Brennnesselblätter
- ✓ 40 ml Olivenöl

Vorbereitung

1. Hacken Sie die Brennnesselblätter, geben Sie sie in einen Glasbehälter und bedecken Sie sie mit Olivenöl.

2. Lassen Sie die Mischung 3 Wochen lang ziehen.

3. Filtern Sie die Zubereitung und bewahren Sie das Brennnesselöl in einer Flasche auf.

Anwendung

Massieren Sie 10 Tropfen Brennnesselöl auf die Brust und 2 bis 3 Tropfen auf jede Schläfe.

c) Behandlung von Stress

Zutaten

- ✓ 5 Birnen
- ✓ 250 g Honig
- ✓ 10 g Galgantpulver
- ✓ 10 g Lakritzpulver
- ✓ 10 g Bohnenkrautpulver
- ✓ 10 g Alpenfenchelpulver

Vorbereitung

1. Vermischen Sie die Gewürze zu einem homogenen Pulver.

2. Schälen Sie die Birnen und kochen Sie sie 15 Minuten in Wasser.

3. Die Birnen aus dem Wasser nehmen und zu einem Püree verarbeiten.

4. Geben Sie den Honig zu dem Birnenpüree und 2 Esslöffel der Gewürzmischung und verrühren Sie alles gut.

5. Füllen Sie die Mischung in kleine Glasgefäße und bewahren Sie diese im Kühlschrank auf.

Anwendung

Nehmen Sie einen Monat lang 1 Esslöffel dieser Mischung morgens, 2 Esslöffel mittags und 3 Esslöffel abends ein.

d) Behandlung von Schlaflosigkeit

Zutaten

- ✓ 30 g Fenchelsamen
- ✓ 10 g Balsamico (Minze-Hahn)

Vorbereitung

1. Machen Sie einen Tee aus 5 Teelöffeln der Mischung aus Fenchelsamen und Balsamico in einer Tasse mit kochendem Wasser für 3 Minuten.

2. Filtern und abkühlen lassen.

Anwendung

Trinken Sie bis zu einem halben Liter dieses Tees bei Raumtemperatur über den Tag verteilt.

8) Kur zur Stärkung der Immunabwehr

Zutaten

- ✓ 120 ml frischer Wermutsaft (aus dem Frühjahr)
- ✓ 450 g Honig
- ✓ 3 Liter Bio-Rotwein

Vorbereitung

1. Kochen Sie den Honig im Wein 2 Minuten lang.

2. Nehmen Sie den Topf vom Herd und gießen Sie den Absinth-Saft in die kochende Mischung.

3. Füllen Sie die Zubereitung in luftdichte Glasflaschen und bewahren Sie sie im Kühlschrank auf.

Anwendung

Trinken Sie bei Raumtemperatur 1 Schnapsglas (20 ml) dieser Zubereitung alle 3 Tage morgens auf nüchternen Magen. Die Kur dauert etwa 5 Monate, zwischen Mai und Oktober, bevor die Wintersaison beginnt.

TEIL 5 : HILDEGARDS ANDERE THERAPEUTISCHE METHODEN

1) Der Aderlass

Ein ungesunder Lebensstil, z.B. aufgrund schlechter Ernährung, Stress oder Schwierigkeiten, seine Gefühle zu kontrollieren, führt zu einem Ungleichgewicht der Stimmungen, insbesondere der schwarzen Galle, die belastet wird, wie Hildegard beschreibt: *"Der Mensch, in dem die gelbe Galle stärker ist als die Melancholie, beherrscht leicht seinen Zorn; der Mensch, in dem die Melancholie (schwarze Galle) stärker ist als die gelbe Galle, ist zornig und wird leicht zornig. Und so wie man aus guten Weinen starken und sauren Essig herstellt, so entwickelt sich die gelbe Galle unter der Wirkung guter und angenehmer Speisen und nimmt unter der Wirkung schlechter Speisen ab; die Melancholie nimmt unter der Wirkung guter und angenehmer Speisen ab, aber sie nimmt unter der Wirkung schlechter, bitterer, schmutziger und schlecht zubereiteter Speisen und unter der Wirkung verschiedener Stimmungen, die durch verschiedene Krankheiten hervorgerufen werden, zu".*

Um diese Stimmungsschwankungen zu bekämpfen, auch um den Körper zu reinigen und die körpereigenen Abwehrkräfte zu stimulieren, empfiehlt Hildegard den Aderlass. Sie sagt, dass diese Methode das Blut von Giften (der schwarzen Galle) reinigt, die die Heilung verzögern, besonders wenn die Krankheiten chronisch sind. Der Aderlass könnte das Mittel der Wahl zur Vorbeugung und Heilung von Krankheiten sein.

Der Aderlass ist das Einschneiden einer Vene, um 150 bis 200 ml Blut zu entnehmen. Hildegard empfiehlt, den Aderlass einmal im Jahr durchzuführen, wenn die Person gesund ist, zweimal im Jahr, wenn die Person an einer Krankheit leidet, und vorzugsweise auf nüchternen Magen, es sei denn, die Person ist erschöpft. Außerdem empfiehlt die Äbtissin, den Aderlass am sechsten Tag nach dem Vollmond durchzuführen, die von Hildegard empfohlene Diät einzuhalten und sich drei Tage lang nicht der Sonne auszusetzen.

Der Ort des Aderlasses hängt von der Krankheit ab, an der die Person leidet. Am besten ist es, den Aderlass an der Armbeuge vorzunehmen, da sich dort die meisten Stimmungen sammeln. Obendrein kann der Aderlass bei Augenschmerzen, Gedächtnisschwäche und Kopfschmerz (aufgrund von Bluthochdruck) auch an den Schläfen erfolgen.

2) Die Schröpfköpfe

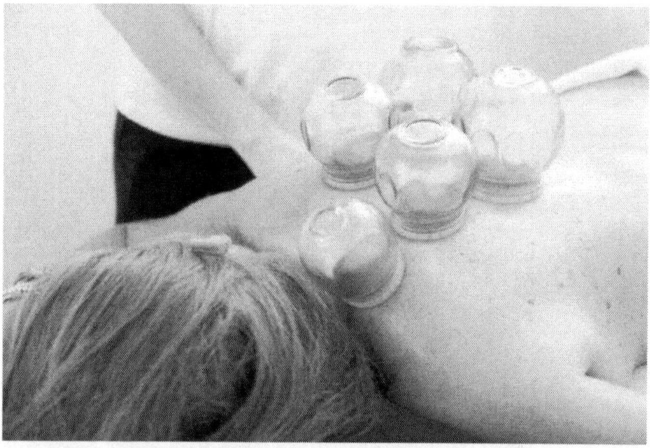

Diese therapeutische Methode wird seit der Antike praktiziert. Hildegard sagte, dass sie *"schädliche Stimmungen und Schleim abbauen"* kann. Schröpfen wird zur Bekämpfung von Migräne, Arthritis, Blutungen, Bronchialerkrankungen, venösen Stauungen, Leberstauungen... empfohlen.

Bei dieser Technik wird ein luftleerer Schröpfkopf aus Glas etwa 20 Minuten lang auf die Haut, insbesondere auf den Rücken, aufgesetzt. Durch die Saugwirkung wird ein massiver Blutfluss ausgelöst. Infolgedessen führt der Schröpfkopf zu einer Dekompression in dem Bereich, auf den er aufgesetzt wird. Die Durchblutung wird verbessert und die Entlastung hat eine schmerzlindernde oder energetische Wirkung, je nachdem, wo das Schröpfglas aufgesetzt wird.

Hildegard empfiehlt, am Tag vor dem Schröpfen eine Diät oder sogar ein Fasten einzuhalten, um die Vorteile dieser Praxis zu verstärken. Diese Technik kann zu Hause oder bei einem chinesischen Heilpraktiker angewendet werden.

3) Moxibustion

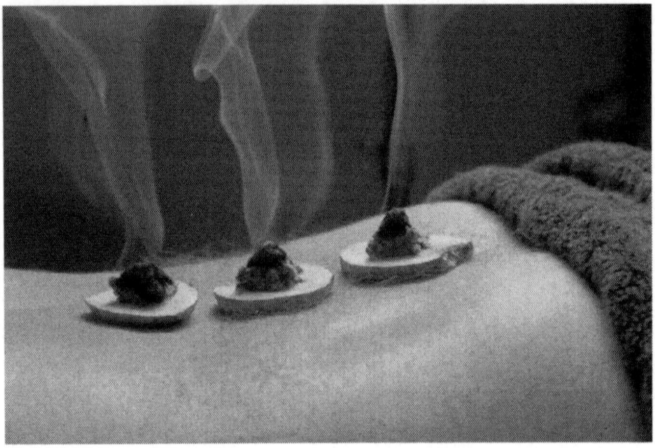

Diese Hildegard-Technik hilft, Giftstoffe aus dem Körper zu entfernen, den Körper zu tonisieren und den Stoffwechsel zu harmonisieren. Sie wird bei Personen empfohlen, die unter verschiedenen Gesundheitsstörungen leiden, wie z.B.: Angstzustände, Asthma, Schlaflosigkeit, Müdigkeit, Harninkontinenz, Verstopfung, unregelmäßige Menstruation, Störungen des Blutkreislaufs...

Bei der Moxibustion werden bestimmte Punkte auf der Haut (Akupunkturpunkte) durch die Anwendung von Moxas erhitzt. Moxas sind Stäbchen aus einer

Pflanze, dem Beifuß, die getrocknet, zerstoßen und zu einer Zigarre gerollt wird. Nach dem Anzünden gibt jedes Stäbchen Wärme und Strahlung ab, die einen Akupunkturpunkt stimulieren kann.

Das Ergebnis ist eine Stimulation, die den konstanten Energiefluss aktiviert, wenn in den betroffenen Bereichen ein Energievakuum herrscht. Durch diese traditionelle Technik wird das Gleichgewicht der Stimmungen aufrechterhalten und das Wohlbefinden des Körpers wiederhergestellt.

Die Moxibustion kann zu Hause (natürlich nach einer Schulung) oder bei einem Akupunkteur, der in dieser Technik ausgebildet ist, durchgeführt werden.

4) Lithotherapie oder Edelsteine

Hildegard schenkte diesem Heilmittel großes Interesse und widmete den Edelsteinen in ihrem Werk *Physica* 26 Kapitel. Nach der Äbtissin haben diese Steine viele Tugenden und Kräfte, um den Menschen zu helfen, sich zu schützen, verschiedene Beschwerden zu beheben und den Körper zu reinigen.

Sie schreibt: "*Edelsteine werden aus Wasser und Feuer geboren. Daher enthalten sie sowohl Wärme als auch Feuchtigkeit. Die Natur dieser Steine bringt* es *mit sich, dass sie nur positive und nützliche Effekte hervorrufen und keine bösen und schädlichen Handlungen*".

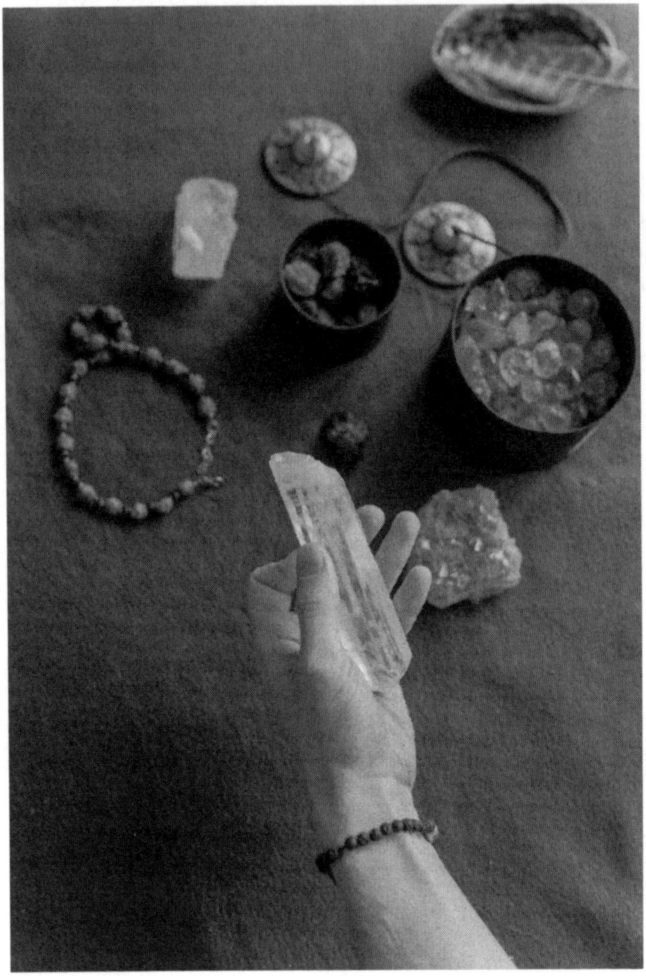

Die Anwendung von Edelsteinen erfolgt auf verschiedene Arten: entweder tragen Sie den Stein wie ein Schmuckstück, lecken ihn ab oder verwenden ihn zur Zubereitung eines Getränks, eines Umschlags, einer Kompresse oder eines Balsams... Für die Wirksamkeit der Behandlung empfiehlt Hildegard, die

Edelsteine gut auszuwählen. Je mehr der Stein in seiner natürlichen Form verwendet wird (Kristall, roher, geschliffener, ungefärbter, nicht synthetischer und nicht bestrahlter Stein), desto wirksamer ist er.

Dies ist eine kurze Beschreibung der Tugenden und therapeutischen Eigenschaften der wichtigsten Edelsteine, die von Hildegard empfohlen wurden:

- Achat: bringt Mut und Kraft, heilt Vergiftungen, reinigt das Blut, lindert Fieber, behandelt Nesselsucht, Verstopfung, Schlafwandeln, Haarausfall...

- Bernstein: bringt Mut und Energie, tonisiert den Körper, lindert die Schmerzen beim Zahnen von Babys, behandelt Allergien, Migräne, Rheuma, Hexenschuss, Arthrose, Hyperthyreose...

- Amethyst: bringt Harmonie und Wohlbefinden, bekämpft Vergiftungen, behandelt Schlaflosigkeit, Wut, Angst, Epilepsie, Schwindel, Kopfschmerzen, Ekzeme, Insektenstiche...

- Beryll: bringt Gelassenheit und Frieden, behandelt Vergiftungen, Erkrankungen der Atemwege, Halsschmerzen...

- Chalcedon: bringt Ruhe und Redegewandtheit, hilft beim öffentlichen Reden, entspannt bei Wut, mildert Stress...

- Karneol: Stoppt Nasenbluten, begrenzt Blutungen, reguliert den Blutkreislauf, behandelt Erkrankungen der Nieren, der Gallenblase, der Leber und der Milz.

- Diamant: schützt vor negativen Energien, die die Klarheit des Geistes stören, und vor Ängsten, die das Handeln behindern, bekämpft Aggressivität, hilft beim Fasten und Abnehmen...

- Smaragd: stärkt die Immunität des Körpers, beruhigt das Verdauungssystem, reinigt die Leber und die Bauchspeicheldrüse...

- Hyazinthe: Bringt Enthusiasmus und Kraft, hilft beim Kampf gegen die täglichen Schwierigkeiten, stärkt das Herz bei körperlichen Anstrengungen...

- Jaspis: Bringt klare Gedanken, hilft bei emotionalen Problemen, bekämpft Müdigkeit und Abgeschlagenheit, stärkt das Selbstvertrauen...

- Onyx: bringt Stabilität und Gelassenheit, verbessert das Selbstwertgefühl und das Selbstvertrauen, bekämpft Depressionen, fördert das Verantwortungsbewusstsein...

- Quarz: stärkt die Immunität des Körpers, stimuliert den Kreislauf, verbessert und gleicht den Energiefluss aus, entspannt bei starken Emotionen, lindert Traurigkeit und Herzschmerz...

- Rubin: Reguliert und gleicht die Stimmung aus, hilft bei Herz- und Kreislaufproblemen, reguliert die Menstruation, stimuliert die Funktion der Nieren und der Nebennieren...

- Saphir: bringt Kreativität und Fantasie, stärkt die Sehkraft, gut für Haut, Haare und Nägel, lindert Migräne und Augenschmerzen...

- Sardonyx: Verleiht Optimismus und Selbstvertrauen, hilft bei der Überwindung von Melancholie, bekämpft Depressionen, vertreibt Wut, stimuliert die besten Wahrnehmungen...

Schlussfolgerung

Hildegard von Bingen war eine der außergewöhnlichsten Frauen ihrer Zeit. Geboren im XII^{en} Jahrhundert, sind fast alle ihre Gesundheitsratschläge auch heute noch gültig. Viele Naturheilkundler berufen sich heute auf ihre Lehren. Die Wissenschaft bestätigt heute die meisten der Heilmittel, die Hildegard zu ihrer Zeit empfahl. Die moderne Phytotherapie empfiehlt viele von Hildegards Pflanzen, wie Fenchel, Minze, Lavendel oder Schlangenwurz, sowie exotischere Pflanzen, die von den Kreuzzügen mitgebracht wurden, wie Kurkuma, Ingwer oder Kümmel.

Sie war die Erste, die die ganzheitliche Medizin verkörperte. Ihre Empfehlungen zielen auf ein umfassendes Gleichgewicht zwischen Emotionen, Körper und Geist ab. Dies ist wahrscheinlich der Grund, warum sie auch heute so beliebt ist.

Es handelt sich nicht nur um eine sanfte Medizin, sondern um die Medizin der Zukunft, die durch eine breite Palette von Praktiken für Wohlbefinden sorgt und den körperlichen und geistigen Gesundheitszustand verbessert.

Printed in Poland
by Amazon Fulfillment
Poland Sp. z o.o., Wrocław

36243979R00096